出版者的话

　　祖国医学源远流长。昔岐黄、神农，医之源始；汉仲景、华佗，医之圣也。在祖国医学发展的长河中，临床名家辈出，促进了祖国医学的迅猛发展。中国中医药出版社为贯彻卫生部和国家中医药管理局关于继承发扬祖国医药学，继承不泥古、发扬不离宗的精神，在完成了《明清名医全书大成》出版的基础上，又策划了《中国百年百名中医临床家丛书》，以期反映近现代即20世纪，特别是新中国成立50年来中医药发展的历程。我们邀请卫生部张文康部长做本套丛书的主编，卫生部副部长兼国家中医药管理局局长佘靖同志、国家中医药管理局副局长李振吉同志任副主编，他们都欣然同意，并亲自组织几百名中医药专家进行整理。经过几年的艰苦努力，终于在21世纪初正式问世。

　　顾名思义，《中国百年百名中医临床家丛书》就是要总结在过去的100年历史中，为中医药事业做出过巨大贡献、受到广大群众爱戴的中医临床工作者的丰富经验，把他们的事业发扬光大，让他们优秀的医疗经验代代相传。百年轮回，世纪更替，今天，我们又一次站在世纪之巅，回顾历史，总结经验，为的是更好地发展，更快地创新，使中医药学这座伟大的宝库永远取之不尽、用之不竭，更好地服务于人类，服务于未来。

　　本套丛书第一批计划出版140种左右，所选医家均系在中医临床方面取得卓越成就，在全国享有崇高威望且具有较高学术造诣的中医临床大家，包括内、外、妇、儿、骨伤、针灸等各科的代表人物。

本套丛书以每位医家独立成册，每册按医家小传、专病论治、诊余漫话、年谱四部分进行编写。其中，医家小传简要介绍医家的生平及成才之路；专病论治意在以病统论、以论统案、以案统话，即将与某病相关的精彩医论、医案、医话加以系统整理，便于临床学习与借鉴；诊余漫话则系读书体会、札记，也可以是习医心得，等等；年谱部分则反映了名医一生中的重大事件或转折点。

本套丛书有两个特点是值得一提的：其一是文前部分，我们尽最大可能收集了医家的照片，包括一些珍贵的生活照、诊疗照，以及医家手迹、名家题字等，这些材料具有极高的文献价值，是历史的真实反映；其二，本套丛书始终强调，必须把笔墨的重点放在医家最擅长治疗的病种上面，而且要大篇幅详细介绍，把医家在用药、用方上的特点予以详尽淋漓地展示，务求写出临床真正有效的内容，也就是说，不是医家擅长的病种大可不写，而且要写出"干货"来，不要让人感觉什么都能治，什么都治不好。

有了以上两大特点，我们相信，《中国百年百名中医临床家丛书》会受到广大中医工作者的青睐，更会对中医事业的发展起到巨大的推动作用。同时，通过对百余位中医临床医家经验的总结，也使近百年中医药学的发展历程清晰地展现在人们面前，因此，本套丛书不仅具有较高的临床参考价值和学术价值，同时还具有前所未有的文献价值，这也是我们组织编写这套丛书的初衷所在。

中国中医药出版社

2000 年 10 月 28 日

中国百年百名中医临床家丛书

李 克 绍

主　编：姜建国　李树沛

副主编：倪方利　兰少敏

编　委：范玉义　刘庆申

　　　　谭智敏　曲卫毅

　　　　李克勤

中国中医药出版社

· 北京 ·

图书在版编目（CIP）数据

李克绍 / 姜建国，李树沛主编 . -- 北京：中国中医药出版社，2001.02（2025.6 重印）

（中国百年百名中医临床家丛书）

ISBN 978 - 7 - 80156 - 139 - 8

Ⅰ.①李… Ⅱ.①姜… ②李… Ⅲ.①中医学临床－经验－中国－现代 Ⅳ.① R249.7

中国版本图书馆 CIP 数据核字（2000）第 59990 号

中国中医药出版社出版

北京经济技术开发区科创十三街 31 号院二区 8 号楼

邮政编码 100176

传真 010-64405721

廊坊市佳艺印务有限公司印刷

各地新华书店经销

开本 850×1168 1/32 印张 5.75 字数 128 千字

2001 年 2 月第 1 版 2025 年 6 月第 5 次印刷

书号 ISBN 978 - 7 - 80156 - 139 - 8

定价 23.00 元

网址 www.cptcm.com

服 务 热 线 010-64405510

购 书 热 线 010-89535836

维 权 打 假 010-64405753

微信服务号 zgzyycbs

微商城网址 https://kdt.im/LIdUGr

官 方 微 博 http://e.weibo.com/cptcm

天猫旗舰店网址 https://zgzyycbs.tmall.com

如有印装质量问题请与本社出版部联系（010-64405510）

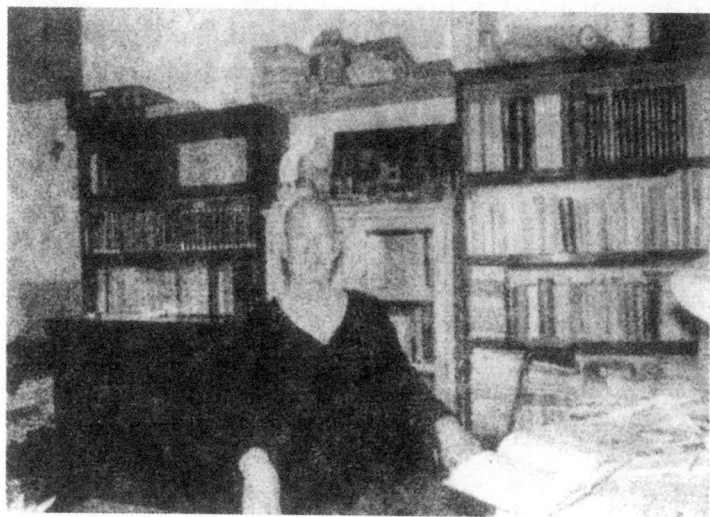

李克绍教授

内容提要

本书详细介绍了李克绍先生一生的理论成就与实践经验，全书共分四部分：医家小传、专病论治、诊余漫话、年谱，其中"专病论治"一节充分反映了李克绍先生临床独到之处，是其临证经验的高度概括和总结。

目 录

医家小传……………………………………………（ 1 ）

　　一、锲而不舍　自学典范……………………（ 3 ）

　　二、治学严谨　著述丰富……………………（ 5 ）

　　三、诲人不倦　一代良师……………………（10）

　　四、临证灵活　斫轮老手……………………（11）

　　五、托词吟咏　表达赤心……………………（15）

专病论治……………………………………………（17）

胀满…………………………………………………（17）

　　1. 实胀……………………………………………（18）

　　2. 寒胀……………………………………………（18）

　　3. 湿热胀………………………………………（18）

　　4. 热胀……………………………………………（19）

　　5. 虚胀……………………………………………（19）

胃脘痛………………………………………………（22）

　　1. 涤痰止痛法…………………………………（23）

　　2. 消瘀止痛法…………………………………（23）

　　3. 活血止痛法…………………………………（25）

　　4. 解热止痛法…………………………………（25）

腹泻…………………………………………………（26）

　　1. 渗利法………………………………………（27）

　　2. 升提法………………………………………（28）

　　3. 清凉法………………………………………（29）

4. 疏利法 …………………………………… (30)

5. 甘缓法 …………………………………… (32)

6. 酸收法 …………………………………… (33)

7. 固涩法 …………………………………… (33)

8. 健脾法 …………………………………… (34)

9. 温肾法 …………………………………… (34)

10. 平肝法 ………………………………… (37)

便秘 ………………………………………… (39)

1. 风秘 ……………………………………… (39)

2. 气秘 ……………………………………… (41)

3. 湿秘 ……………………………………… (42)

4. 冷秘 ……………………………………… (42)

5. 热秘 ……………………………………… (43)

便血 ………………………………………… (44)

呕哕 ………………………………………… (47)

1. 干呕吐涎沫 ……………………………… (47)

2. 干呕、哕 ………………………………… (49)

3. 蓄饮呕吐 ………………………………… (50)

反胃 ………………………………………… (53)

1. 消除梗阻 ………………………………… (54)

2. 止呕与润便同用 ………………………… (54)

3. 润肠通便 ………………………………… (54)

噎膈 ………………………………………… (56)

嘈杂 ………………………………………… (58)

1. 痰火嘈杂 ………………………………… (59)

2. 血少嘈杂 ………………………………… (60)

泛酸 ………………………………………… (62)

1. 火性泛酸 ……………………………………（62）

2. 虚寒泛酸 ……………………………………（63）

痞硬 ……………………………………………（64）

1. 水饮结聚的痞硬 ……………………………（65）

2. 湿热结聚的痞硬 ……………………………（65）

3. 胃虚痞硬 ……………………………………（66）

4. 胃寒痞硬 ……………………………………（66）

食欲不振 ………………………………………（66）

1. 消导 …………………………………………（67）

2. 健脾 …………………………………………（68）

3. 补火 …………………………………………（69）

4. 养肝 …………………………………………（69）

慢性肝炎 ………………………………………（70）

肝硬化腹水 ……………………………………（71）

失眠 ……………………………………………（72）

1. 治热 …………………………………………（73）

2. 治心 …………………………………………（74）

3. 治肝 …………………………………………（75）

4. 其他 …………………………………………（78）

遗精 ……………………………………………（80）

癫痫 ……………………………………………（82）

低血压 …………………………………………（85）

尿崩症 …………………………………………（86）

发作性睡病 ……………………………………（88）

痰厥 ……………………………………………（89）

腿痛 ……………………………………………（91）

皮疹 ……………………………………………（92）

无名低热……………………………………………（93）

肩关节周围炎………………………………………（94）

肺气肿………………………………………………（95）

寒秘…………………………………………………（96）

诊余漫话……………………………………………（97）

不服药　得中医——兼谈误药救治………………（97）

谈"肺为水之上源"………………………………（100）

谈桔梗开提气血……………………………………（102）

谈控涎丹的临床应用………………………………（103）

略谈神经官能症的诊治……………………………（104）

谈胃肠病引起精神、神经症状的治法……………（105）

谈胃肠病的预防及治疗中一些有关的问题………（107）

五对活血药的剖析…………………………………（109）

谈几味治呕药的运用………………………………（111）

　1. 生姜、半夏…………………………………（111）

　2. 芦根…………………………………………（112）

　3. 苏叶、黄连…………………………………（113）

　4. 伏龙肝………………………………………（114）

冲脉粗谈……………………………………………（116）

　1. 冲脉的特点、作用及循行路线……………（116）

　2. 冲脉为病的症状、病机与脉象……………（118）

　3. 逆气里急的治法……………………………（122）

　4. 其他冲脉病…………………………………（123）

　5. 关于冲脉的名称问题………………………（127）

　6. 关于冲脉的一些不成熟的看法……………（128）

谈清阳下陷与阴火上冲……………………………（130）

谈《易》与医………………………………………（133）

1. 从《易》与医的起源谈起 …………………………（133）

2.《易》学的发展及其思想内容 …………………（134）

3.《易》对中医学的影响 …………………………（138）

评《灵枢·阴阳二十五人》的年忌 ………………（141）

读《金匮要略》札记 ……………………………………（145）

1. 读"五脏风寒积聚篇"后 ………………………（145）

2. 从"阴脉小弱其人渴"想到的 …………………（148）

3. 对于"寒气厥逆"与赤丸的分析 ………………（149）

谈五行的产生、应用及其前途 ………………………（150）

1. 五行的产生到具体概念的形成 ………………（150）

2. 五行生克的应用及其流弊 ……………………（152）

3. 五行在中医学方面的影响 ……………………（154）

4. 如何正确理解中医学中的五行 ………………（162）

5. 机械五行论的不同表现形式及其结果 ………（163）

6. 五行的存废问题 ………………………………（166）

年谱 ……………………………………………………………（169）

医家小传

　　李克绍，字君复，1910 年 10 月出生于山东省牟平县龙泉乡东汤村的一个农民家庭。其父是农民，兼有蒸茧技术，每年秋收完毕，便赴东北缫丝厂工作，翌年春暖回家，从事田间劳动，勤劳朴实，生活俭约。先生一生，勤勤恳恳，朴实无华，与幼年的家庭熏陶是分不开的。

　　先生七岁入学，读四年制国民小学，又升入高等小学勉强读了三年后，因生活所迫，毕业后已无力继续深造。但适值山东当局提倡读经，东汤村西头的龙泉小学，也办起了读经补习班，这个班近在咫尺，才使先生得以勉强就读。在补习班攻读了五年，主要课程是四书、五经、左传、古文、古诗等。这些课程，奠定了先生雄厚的文学基础，也为先生以后自学中医，创造了一个极为有利的条件。

　　先生在 19 岁时当上了小学教师，接连做了十年的教学工作。十年中，先生一面教学，一面学医。利用课余、晚间、假日、星期日的时间，口不绝吟，手不停抄，终于在无师自学的情况下，粗通了《内经》《难经》《伤寒论》《金匮要略》《本草经》等经典著作，阅读和背诵了部分后世各家有关方药、杂病等医籍，于是在1935年底，在参加烟台组织的全专区中医考试时，以第二名的优异成绩被录取。

先生有了合法的行医执照后，便弃儒业医。曾在原籍自设药房开业，在当地群众中有一定的威信。此后，也曾在烟台、大连等地挂牌行医，但由于那时社会秩序混乱，所以时间都不太长。至全国解放以后，先生在威海市联合诊所工作，1956年，联合诊所被国家接收，改为卫生所。之后，调到山东中医学院任伤寒教研室讲师，从事《伤寒论》专业的教学与科研工作，自此定居济南。后又晋升为副教授、教授。曾任山东中医学院伤寒教研室主任、顾问，全国仲景学说专业委员会顾问，并应聘为张仲景国医大学名誉教授。1984年参加九三学社，翌年加入中国共产党。其传略被《中国当代名人录》收录。至先生1996年去世为止，从事中医医疗与教学工作达六十余年。

先生学识渊博，医理精深，发表大量的学术论著，在国内外颇有影响。全国各地邀请其讲学者很多，曾赴北京、天津、南阳、长春、大连等地作学术报告，所到之处，俱受到听众热烈的欢迎，并得到很高的评价。尤其值得一提的是，李老所著《伤寒解惑论》，影响远及日本、新加坡等地，深得中医学术界的好评，认为本书有不少新发挥、新见解，是对《伤寒论》研究的突破，也是自有《伤寒论》以来，特别是近代一部能启蒙解惑的好书。

先生是自学成材的榜样，从医之路及其治学方法颇具特点，从以下几个方面记叙之。

一、锲而不舍　自学典范

先生弱冠之年，本是小学教员。因旧社会教育工作者的职业极不稳定，加之叔父患热性病被庸医误药致死，才有志改业行医。但当时为什么不学西医而选择中医？令人感到意外而且有趣的是因受到反对中医者的启示，才决心舍弃西医而学习中医的。事情是这样的：先生学医无人指导，盲目购买的第一本医书，是日本下平用彩著的，浙江汤尔和译的《诊断学》，是当时比较先进的西医书。汤氏反对中医，在书的序言中说："……吾固知中医之已疾，有时且胜于西医，但此系结果，而非其所以然。徒以结果与人争，无已时……"意思是说：我当然知道中医治病，有时且比西医为好，但这只是治疗效果，而所以取得这些效果的道理，中医则讲不出来，既然讲不出道理，只用治疗效果同别人争辩，那是不能说服人的。看了这段话，先生发现连西医也承认中医治病疗效不比西医差，只不过因中医讲不出道理，才瞧不起中医。他想："结果"和"所以然"何者重要呢？余不可能知道汤氏本人如果得垂危之病后，他是愿意明白地知道其所以然而死去，还是想活着而宁肯暂时不知其所以然？作为一个治病救人的医生来说，都会以救人为第一，毫不犹豫地选择后者，而不会由于暂时讲不出道理，便把行之有效的治疗方法弃而不顾。听任病人死去而还说"可告无愧"（汤氏语）。

先生曾说："世上真有无因之果吗？中医能愈病，必有其所以然的道理，只是暂时尚未得到解释，或者已经有中医的解释，目前人们尚不理解罢了。即使作不出令人信服的解释，也不应作为中医不科学的一个证据。科学领域的未知数太多了，'知其然而不知其所以然'，这不仅是中医常遇到的问题。'行易知难'，'不知亦能行'，这是近代革命家、政治家孙中山先生的哲学思想。他在《建国方略》的'心理建设'中，以饮食为例证明不知亦能行。他指出，很少有人彻底了解饮食入腹后的详细消化过程，也很少有人了解人体正常生理需要哪些营养，以及哪些食物各具有哪些营养，但是人们还是每天都在进食的。这证明不知并不妨碍行。但汤氏却一定要抛弃中医疗效于不顾，偏偏在'知'字上将中医一军，这是错误的。"

承认中医有良好的疗效，相信有效果必有其所以然的道理，于是先生学习中医的信心更足了。

先生无家传师承，从旧社会一个普通的小学教员，到晚年成为国内外知名的中医学者，靠的是孜孜不倦、锲而不舍的进取精神。先生早年爱好广泛，书法、音乐、戏剧、文学等，无不涉猎，而当立志学医之后，便放弃了这些爱好，把全部精力放在医学上。先生从不放过学习机会，每日晨起必读，已成习惯，无论在家或外出，都是有暇便读。兴之所至，常废寝忘食。真有古人"三余""三上"之学风。先生读书每遇难解之处，从不放过，总是苦思冥索，直至得到了满意的解答，方肯罢休。家境清贫，买书不易，故常借书手抄。正是这样认真地边读边抄，才使青年时研读过的医学典籍，有不少篇章至八十高龄还能背诵如流。先生常说："无师求教，养成苦思的习惯；买书不易，锻炼了背书的工夫。"又说："强记硬背，工夫并不白费"，"读书百遍，其义自见"。这种刻苦的自学方法，是先生学医成功的经验之一。

先生衣着俭朴，饮食随便，情志恬澹，不务名利，始终把研究学问，追求知识，作为人生中最大的乐事。他几十年如一日，专心致志于中医学的研究，直到晚年，仍然手不释卷，勤于写作。正是经过终生不懈的努力，才使他在无师自学的条件下，对中医学事业，作出了不可磨灭的功绩，取得了国内外中医界的承认和赞许。《人才》杂志曾发表过署名文章，作为自学成材的典范，介绍他的自学经验。

二、治学严谨 著述丰富

先生素以治学严谨著称。他最反对学术上人云亦云，不求甚解，认为这是近于自我欺骗的不良学风。他读医书，也看注解，但决不盲从，而是认真探讨，反复论证。他常说，读书虽多而不理解，充其量不过一书贾而已。先生研究任何一部中医典籍，都先要有一个研究标准。以学习《伤寒论》为例，他主张：①名词术语的解释，必须前后一致，同一术语，不能在这里这样讲，在那里又那样讲；②必须与《内经》《本草经》《金匮要略》相结合；③必须经得起临床检验；④必须经得起辩论。学习《伤寒论》是这样的标准，学习其他典籍，也都各有其相应的标准。

先生认为中医学历史悠久，医学书籍浩如烟海，所以学习中医，首先是要博览群书，然后由博返约。

先生说：过去有句成语："六经根底史波澜。"是说要想写出一篇有价值的文章，首先要把"六经"（《诗》《书》《易》《礼》《乐》《春秋》）吃透、记熟，以此为基础，还须有历代的史料，来加以充实和润色，才能把文章写得有声有色，有证有据，波澜起伏。先生认为中医学的根底是《内经》《难经》《本草经》《伤寒论》《金匮要略》等。这些经典著作，对于生理、病理、药理、诊断、治则等，都有重要的指导意义。不掌握这些，就会像无源之水，无根之木，而想把中医学得根深蒂固，是不可能的。但这些经典著作，毕竟原始性及原则性的理论较多，而且这些理论，不加阐发论证，不结合临床体验，仍不易学深学透，这就要求学者，除经典著作外，还要广泛地阅读其他医家著作，尤其是历代名家的著述。"读书破万卷"，每个人虽然因各种不同条件的限制，千卷、百卷也可能读不破，但这种雄心壮志是应该有的。

中医学从汉代以降，距今近二千年，在这二千年中，堪称中医名家的至少也有几百家，他们的著作更是汗牛充栋。在这浩繁的卷帙中，学派不同，立说各异，互相补充者固然不少，互相矛盾者亦往往有之，若不加以分析归纳，梳理鉴别，则读得越多，就越杂乱无章，故只博读还不行，还要善于由博返约，才算真正学到手。先生认为所谓由博返约，是从全面资料之中，归纳出几个重点，从不同的现象之中，找出其共同的规律，这并不是一件易事，不下大工夫，学深学透是不可能的。比如陈修园在其著的《医学三字经》中，有这么几段话："追东垣，重脾胃，温燥行，升清气。""若子和，主攻破，中病良，勿太过。""若河间，专主火，遵之经，断自我。""丹溪出，罕与俦，阴宜补，阳勿浮，杂病法，四字求。"他把李东垣的用药规律，归纳为"重脾胃，升清气"；把张子和的用药规律，归纳为"主攻破"；把河间诸说，归纳为"专主火"；把朱丹溪的《格致余论》等归纳为"阴宜补，阳勿浮"。这就是由博返约。这样的归纳，言简意赅，易于掌握，也便于记忆。

对于金元四大家，先生还从其治疗技术上又作了进一步归纳。东垣诸方之所以补而不壅，全在于补中有行。如升麻、柴胡、陈皮、木香等气分药，都是他常用的配伍之品。

河间诸方之所以寒不伤中，全在于寒而不滞。其常用药如走而不守的大黄、芒硝自不必说，就是守而不走的芩、连、栀、柏等，也大都与枳实、厚朴、木香等气分药合用，使苦寒之药，只能清火，不至留中败胃。他虽然有时也纯用守而不走的苦寒剂，如黄连解毒汤等，但这是少数。子和主攻破，毕竟是施于经络湮瘀或肠胃瘀滞之实证，如果不实而虚，即非所宜。丹溪养阴，也是在误服金石燥烈药，元阴被劫，相火妄动的情况下才相宜，如果阴盛阳衰，亦为大忌。

先生在初学金元四家学说时，觉得四大家各不相同，究竟哪一家好呢？后来又把四大家作以归纳：张子和的攻破，是祛邪以安正；李东垣的"重脾胃"，是扶正以胜邪。当正虚为主时，采用东垣法，邪实为主时，采用子和法，二者并不矛盾。刘河间之寒凉，是泻阳盛之火，朱丹溪之补阴，宜于治阴虚之火，两家都能治火，只是虚实有别。李老这样一归纳，临床就可以根据邪正虚实，取各家之长，对证选方，并行不悖。这是由博返约。

先生认为要博览群书，还要善于读书。博览群书是要尽可能全面系统地把前人的经验智慧继承下来，然而前人的说教，并非都是金科玉律。先生认为：任何名家权威，都会有千虑之一失。这就要求我们，既要尊重古人，又不迷信古人，要选精去粗瑕玉分明。他举《内经》《难经》为例，《内》《难》是中医理论的宝库，但这些宝贵的经典著作中，亦存在着脱离实践的糟粕。如《灵枢·经水》以中国河、江、湖、海等比拟十二经脉，意义就不大。《灵枢·阴阳二十五人》认为，人从七岁起，每加九岁，如十六岁、二十五岁、三十四岁、四十三岁、五十二岁、六十一岁，皆形色不相得者，为大忌之年，这更是形而上学。《难经·四十一难》解释肝脏为什么有两叶，认为是"去太阴尚近，离太阳为远，犹有两心，故有两叶"。"三十三难"用五行解释肝肺，不但把五行讲成教条，且说肝在水中生沉而熟浮，肺在水中生浮而熟沉。其说法也与客观事实不符。还有"十九难"的"男子生于寅""女子生于申"等，星相、子平者流引用这样的术语还可以，若在有关生命的医学著作中引用，岂不荒谬！

所以，先生强调，读经典著作要一分为二，就是对其注疏阅读时也要有分析、有批判。有的竟不是错在经典原著上，而是错在注疏上，如果不加分析照搬不误，就会自误误人，流毒无穷。先生举《伤寒论·辨脉法》中的"风则伤卫，寒则伤荣"为例，认为不管是王叔和加入的，或是《伤寒论》原来就有，都是似是而非的不可捉摸之词，尽管这种学说已经沿续了近二千年，也不要不懂装懂，自欺欺人。再如伤寒传经之说，本来是一部平易近人的外感病学，却用什么循经传、越经传、首尾传、表里传、传足不传手等虚构之词，把《伤寒论》越讲越离奇，越讲越糊涂。如此读了不加批判，就不如不读。孟子曾说："尽信书不如无书。"尊重前人，是必要的，但是"信而好古"，则会泥古而不化，只有在经过一番分析之后，取其精华，去其糟粕，治学才有意义。

先生治学，又极为重视逻辑思维。兹举《内经·热论》为例，他说，一般都认为"二日阳明受之"，是受之于太阳，"三日少阳受之"，是受之于阳明。如果"受之"一词，是指受邪于前一经的话，那么巨阳又是受之于哪一经呢？又如《伤寒论》第8条，"针足阳明使经不传则愈"，可是注家都认为针足阳明是防止太阳传阳明，可是太阳病只能传阳明吗？防不防止其传少阳？凡此，都能通过思维而得出新的、更合理的解释。又如《素问·生气通天论》"欲如运枢"，"运枢"，注家都讲成运动户枢，可是户枢之动，在于人为，或缓或急，随心所欲。这个"欲如"还有什么标准呢？先生认为"运枢"之枢，乃指天枢，天枢是北斗七星之一，一年运行一周，其运动是缓慢的，但是不停止的，用以阐明人体阳气的运行，也当如此。先生钻研问题，有"三问法"，三问就是："是什么？""为什么？""怎么样？"。譬如讲伤寒传经，就必须弄清楚传经的内涵是什么？为什么要传经？是怎样传经的？这三问搞清楚了，传经的问题就不神秘了。从他所撰写的"论传经"一文，可以看出，之所以能揭开"传经"这个千年之迷，除了有丰富的临床经验，更得力于研究问题的科学思维方法。

先生学识渊博，勤于著述，历年来出版和发表了近百万字的著作和论文，在国内外引起很大的反响。所撰"六经病欲解时的机理及其临床价值"一文，对"六经病欲解"机理的阐释，乃是自《伤寒论》问世以来，第一次科学的解释。此文曾在南阳全国仲景学说讨论会上宣读，后由日本方面汇集刊出。又如"五行的产生、应用及其前途"一文，上溯《尚书》，旁征博引，反复论证，解决了历来在五行方面的许多糊涂问题。其余诸论著，亦各有独到之处，这里不一一列举。现将其主要论著，列举如下：

《金匮要略浅释》：与王万杰、刘洪祥合编，207 千字，1961 年山东科技出版社出版。

《伤寒解惑论》：93 千字，1978 年山东科技出版社出版，1982 年第二版。

《伤寒论语释》：207 千字，1982 年山东科技出版社出版。

《伤寒百问》：70 千字，连载于《山东中医学院学报》1982 年第 1 期～1983 年第 1 期。1985 年由山东科技出版社出版。

《伤寒串讲》：140千字，连载于《山东中医杂志》1962年第1期～1984年第6期。现已集印成册。

《漫话胃肠病的中医治疗》：50千字，原名《胃肠病漫话》，连载于《山东中医杂志》1981年创刊号～1983年第10期。1988年科学技术文献出版社重庆分社出版。

论文：在全国各重要医刊上发表的论文，达70余篇，计40万字。

三、诲人不倦　一代良师

先生教诲学生，首先是提倡辩证思维与逻辑思维，启发学生发现问题、解决问题的能力，而不是把讲的内容强记，所以讲课时往往是引而不发。他常说，中医的流派太多了，仁者见仁，智者见智，彼亦一是非，此亦一是非，如果不善于分析，就必然如坠五里云雾中。先生教学的另一个特点是，注重与临床结合。先生少时生活在医疗条件差的农村，广大劳动人民生病后，多任其自然发展，因此得以观察到不少疾病的初起、发展、晚期转归的全过程，所以能从临床角度把教材内容讲得更深入，更形象，使学生印象极深。有些毕业多年的同学，经常提到，他们至今对先生讲授的《伤寒论》课，记忆犹新，临床运用经方，常获奇效。这与先生的教学有方，是分不开的。

先生在教学过程中，又特别强调教学相长，他常引韩愈《师说》："古之学者必有师。"《礼记》："独学而无友，则孤陋而寡闻。"《易·兑卦》："君子以朋友讲习。"借这些古代名言以自励。先生学习既无师承，也无益友，基本上是自学。这并非他最初认识到自学比拜师访友重要，只是因所处的农村环境，不必说名医，就连普通医生，也是凤毛麟角，拜谁为师？哪里访友？只好蒙头苦学了。他在自学中，遇到的难题很多，以致常苦思冥索，而一旦有悟，却又记得非常牢固，比只听人讲深透多了。所以先生对于医学中的某些问题，常有与人不同的看法。这并非他喜欢标新立异，可能是因没受框框的影响，破旧就比较容易的缘故吧！所以他常说："凡事都要一分为二，缺乏良师益友，迫使我主观努力，坏事也变成好事。"

即使有良师益友，仍应通过自己的主观努力，把师友的见解，化为自己的知识。先生认为：老师一定要谦虚，但老师也是普通人，不一定白璧无瑕，处处都好。学习就应采取这样的态度。转教学生，也应提倡学生采取这样态度。先生还说："余在《伤寒论》教学中，就有一二个问题，是在同学提问的启发下，才得到解决的。孔子说过：'三人行必有我师'，就是这个道理。"

先生年逾八十高龄，仍然一心一意为培养中医接班人而继续努力工作着，不甘心休养。他平时寡言笑，但每有青年来访，请教学术问题时，便口若悬河，常谈至深夜。有人劝他注意娱乐和休息时，他总时说，"得天下英才而教育之"就是古人的三乐之一。

四、临证灵活　斫轮老手

先生对中医理论，学得扎实、灵活，故临床处方，也有其独特的风格。善用经方，但不限经方，且常以己意自制新方。处方多轻巧而灵活，药简而效速。曾自拟治肾炎方、迁肝方、鼻渊方、肺气肿方等，药味不多，而效果却很好。尝以五苓散、瓜蒌瞿麦丸、补中益气汤，分别治愈经过西医久治不愈之尿崩症；一味大黄治愈西医怀疑为肠癌、久治无效之下利便脓血症；以生脉散加味、导痰汤、桂枝去桂加茯苓白术汤，分别治愈曾被西医诊断为癫痫的病人多例。此外，还常治愈一些疑难怪症，如以通幽汤加味，治愈一例每日下午六七点钟按时嗜睡证，一剂效，四剂愈。如此等等，难以悉举。先生常说，不治之证，临床不多，久治不愈者，有不少是由于医生技术不精造成的。

先生对于病人，极端负责。对一些重病，往往食不甘，寝不安，直至病人脱离险境，才心安理得，表现出喜悦之情。对于求诊者，无论贫富，一视同仁；对于贫苦之人，尤多关照，常免费施诊舍药。

先生初学中医时，有一个想法，就是不掌握中医的全面，决不临床看病。这个想法经过实践检验，才觉得真是太幼稚了。内外妇儿，伤寒杂病，头绪纷繁，千变万化，要掌握全面，非倾注毕生精力不可。而且要学，就要结合临床，如果脱离临床，又想学得全面，岂非纸上谈兵？可是先生是在没有老师指导的情况下自学中医的，无师指导搞临床，比无师指导啃书本难度更大。因为啃书本，先生有旧文学基础，而搞临床却没有基础。因此，对行医来说，先生走弯路更多。弯路多，失败的教训自然也就多了。但是这些经验教训，正好可以作为后学者的借鉴。

先生之学医，是自背书起始的。先生接诊的第一个病人，为所在村中一个年约四旬的男性，病人自诉气短，别无他症，经过别人治疗多次无效。先生想起《金匮要略》"夫短气有微饮，当从小便去之，苓桂术甘汤主之，肾气丸亦之"。于是采取第一方：茯苓12克，桂枝9克，白术9克，甘草6克。原方与服，不想只服下一剂，症状竟完全消失。

此后，求诊的人就逐渐多起来了。先生原先设想的全面掌握之后再行医，实际也不可能了。在这期间，有一少妇，时而少腹攻冲作痛，先生就想到"妇人少腹所攻冲，肋腹刺痛当归芎……"；有突然一时失去知觉者，又想到"乌药顺气芎芷姜，橘红枳桔及麻黄……"。总之，每遇一病，都有一成方，而且不加不减，照抄应用，竟也取得了一些效果。

然而，总是不效者多。也有一些病是先生在书上所没有见到过的。于是，开始感觉到所记得的方太少了。"医之所病，病方少"，这正是先生那时的心理写照。他说："我记得的方子少，这是不错的。但也全部背诵了汪昂的《汤头歌诀》《医宗金鉴》方、陈修园的《长沙方歌括》《时方歌括》、陈无犀的《金匮方歌括》，还有选择地记诵了一些《温病条辨》方，《医林改错》方等。如果这些还不够，难道说非要把历代方书，如《太平圣惠方》《和剂局方》等，统统背下来不成？那是不大可能的。这时我对于能否学好中医，曾经自己打了个问号。"

他又说："医之所病，病方少"，这证明在每次临证，都必须有一个成方可用。为了避免临时手足无措，在每次临证之前，胸中总得先储存一些成方。因此，每遇病家约诊时，必先问问病人哪里不痛快？如说头痛，就把有关治疗头痛的方子默想一遍，记不清的再查一查书，务必在复诊之前胸有成竹。及至临证，又往往把所见的症状硬往所记的方子上套。就连诊脉，也往往是这方子需要什么脉，而病人的脉搏仿佛也正好是这样的脉。总之常把病人的脉症，强纳入想用的方剂范围之中。这样，方既不灵，对中医能不能治病自然产生了怀疑。但有先生所不能治愈的病，经过别人治疗，或病家自找偏方治疗，却竟然好起来了。这个"别人"，往往又是看书不多的人。这时先生逐渐认识到，过去之所谓"学"只是皮毛，实际上并没有真正学进去。不是中医不能治病，而是没有把中医真正学到手。有了这一番认识之后，先生的学习和临证，有了新的飞跃。

先生认为：所谓飞跃，指的是不再临证之前准备成方了。而是迫使自己独出心裁地去观察、研究患者各个方面，并从此开始真正注意了脉诊。病人主诉略同，但必有不同者在"独处藏奸"，这是他深刻的体会。就在这之后，他可以在无成方可用时，自制对证之方，而这些自制之方，也确实取得了不少优异效果，也就在这时，他才真正尝到了中医的甜头。

柯韵伯谓："胸中有万卷书，笔底无半点尘者，始可著书；胸中无半点尘，目中无半点尘者，才许作古书注疏。"这是说，无论著书，或为古书作注，都必须摆脱一切先入为主的框框。先生经过死套成方失败之后，也深深感到临床的"尘"太多了，只有胸中无半点尘者，才许临床行医。从此以后，他从套用成方，转变为从认证上下功夫。认清了证之后，不再胸中有成方，而是胸中有定法，按法考虑有无成方可用。如果找不到成方，就随手拈药组方，常取得满意的效果。现举几个简单的实例如下：

1. 一个十余岁患儿，经过西医诊断为癫痫，中西药久治不愈。问病知是在夏月烈日当空的野外割草时晕倒后成癫痫的。先生认为这等于暑厥，便撇开一切治癫痫的成方不用，予以生脉散加蜈蚣、僵蚕、全蝎等入络行痰镇静药，十余剂治愈，永未再发。

2. 一癫痫频繁发作的中年妇女，也是中西药久治不愈，先生诊视后，认为心下有痰饮，予以桂枝去桂加茯苓白术汤略为加减，不但癫痫治好了，就连多年的胃脘痞满，也治好了。

3.一青年患中耳炎,历时半年,服药近百剂,始终无效。先生诊视,脉迟舌淡,耳流清水,不浓不臭,便排除一切治耳消炎方,予以四君子汤加炮姜、白芷,一剂效,三剂愈。

以上三案,都不是什么难治之病,为什么久治不愈?因这些医生胸中只有成方,而且不善于用成方,"尘"太多了,才使患者久病不愈,处于痛苦之中。

先生自从摆脱教条,注重辨证之后,不但对于临床治病比从前有了把握,而且对于阅读医书,也觉得和从前不一样。从前他只喜欢看有方有药的著作和开门见山的医案,而对于理论性的著作和像《临证指南》那样需要自加分析的医案,就看不进去。可是对辨证有了理论之后,感情就转过来了,不但喜欢看理论性的著作,而且看医案也有了自己的鉴赏与批评能力。从此以后,他还觉得现行的各科临床讲义,对于辨证的基本功,讲得不深不透,而强调分型,分型又分得太死,在一定程度上,接近于教条。

据上所述,他提请热爱中医的青年同志们从中吸取两点教训:一是读书不在多而在精。学,就要学深学透,不要哗众取宠,华而不实;二是只要扎扎实实地学,人人可以学好,不要自暴自弃。

五、托词吟咏 表达赤心

先生喜爱文学,兼长书法,涉猎面广,故不但长于医学,且有较高的文学修养。他写了不少诗词歌赋,但就事论事,就景写景者不多,大部分都是其人生观的反映,寓有深意。现略举几例如下:

七绝二首

(一)慢道无才便是德,有才有德更堪夸,

试看炼石补天者，不是男娲是女娲。

（二）诸葛当年辱仲达，心劳计拙亦堪怜，

闺中自有真英杰，巾帼应作奖章看。

按：这是为鼓励一女青年为努力争取报考研究生而作。

国庆书怀

日值庚辛，律中南吕，天高日晶，花好月圆，国庆三十三度，我已"日老而传"。怅岁月之蹉跎，依然故我；愧贡献之涓埃，尸位素餐。然而东隅虽逝，桑榆非晚，心怀利济，志在疴瘰。无地不曝，仿秋阳之无私；有丝必吐，效春蚕之黾勉。孜孜矻矻，夕惕乾乾，焚膏油以继晷，恒兀兀以穷年。或问"有美玉于斯，蕴椟而藏诸？"答曰"非也，后生可喜，得其人而传旃。"

按：此文撰于 1982 年。从这段骈体文中，可以看出先生年虽已老，而仍自强不息，并把中医学的伟大事业，寄托在下一代的青年身上。

咏牡丹（西江月）

出身并非污泥，也不甘心隐逸，姚黄魏紫斗艳丽，但愿红遍大地。

值此天下有道，贫且贱焉耻也，春风得意花开千里，富贵天下共之。

按：这是 1982 年春末，应菏泽中医学会之邀，作学术讲座，值牡丹盛开，也正是党中央号召经济致富之期，故口占西江月，写出胸中宏愿。

赏雪（七绝）

白雪装成新世界，寒风冻就硬骨头，

我欲献身为四化，正需岁末此寒流。

按：此诗作于 1980 年元旦。

专病论治

胀　满

　　脘腹胀满是常见病之一。胀满和痞硬不一样，痞硬在触诊时有板硬、紧张的感觉，只局限在胃脘部。而胀满则是撑胀不堪，轻的也可能只局限在胃部，而重的则能全腹膨胀，腹皮绷急。

　　由肠胃本身不健康所出现的胀满，都是肠胃充气。肠胃之所以充气，则是胃内或肠腔内的食物没有完全消化好，而且向消化道下端的传送力减弱，甚至停止，使胃肠内积存过量的食物、气体或液体而膨胀。

　　胃肠内的食物，为什么会消化不良？又为什么传送力减弱或停止？这有多种原因。有由于食物太多，超过胃肠正常的负担能力；有由于肠道内有陈旧的粪便等物留滞，挡住新进饮食物的去路，都能使肠胃内容物太多，并产生气体而形成膨胀。另外是胃肠自身有病，如肠热、肠寒或胃肠虚弱等，这使胃肠的蠕动功能麻痹或减弱，因而食物积存，出现胀满。总而言之，胀满的病理是虚实寒热都有，因而治疗的方法，也有温凉补泻的不同。

1. 实胀

进食过多，致使消化不良而形成的胀满，必不断地嗳出伤食的气味，或兼呕吐和腹泻，当用神曲、麦芽、山楂、莱菔子等消食药为主，或者再加点枳实、枳壳等行气药，消去积食，胀满就会消失。如果是大便秘结致使食物停留的胀满，就当以大黄、芒硝等通利大便药为主，再酌加枳实、枳壳、厚朴、木香等促进气机运动的药，使肠道通畅，随着粪便的排泄，饮食物的下行，就可不胀。以上这两种胀满，都属于实证，是最容易治愈的。

2. 寒胀

由肠胃虚寒而出现的胀满，必大便溏薄，四肢不温，舌淡不渴，喜热怕凉。这是胃肠功能衰减所致的腹胀，称为"寒胀"。当用热性药振奋胃肠机能，中医术语叫作"温中祛寒"。温中祛寒的特效药是干姜。以干姜为主，再配上一点炙甘草，叫作甘草干姜汤，主要用以振奋肠胃功能。甘草干姜汤再加入一味炮附子，就叫四逆汤；若加入人参、白术，就叫理中汤，都是治寒胀的常用方。也可以在这些方中加入少量的辛温行气药，如砂仁、草豆蔻、木香等，效果会更好。

3. 湿热胀

热胀是肠胃有热。热胀夹湿的最多，常见大便酸臭，黏溏不爽，舌苔黄腻，小便黄浊。这样的胀满，必须清热燥湿，再加行气药。黄连配枳实，就能起到这样的作用。下面介绍治湿热胀满的两个常用的有效方。

枳实导滞丸（东垣方）：

治脾胃湿热，胸闷腹痛，胀满泄泻。

枳实 15 克，白术、黄芩、黄连各 9 克，泽泻 6 克，炒神曲 15 克，煨大黄 30 克，共研细末，为丸，如梧桐子大，每服 9 克，空心热水送服。

中满分消丸（东垣方）：

治腹满热胀，二便不利。

厚朴 30 克，黄芩、半夏、黄连、枳壳各 15 克，泽泻 9 克，干姜、茯苓各 6 克，白术、猪苓、人参、炙甘草各 3 克，共研细末，蜜丸如梧桐子大，每服 100 丸，食前温开水送下。

4. 热胀

热胀也有不兼湿的，大便不黏不溏，脉必洪大有力，口干喜凉，当重用石膏泻胃火。清代名医李延昰，曾治过一个福建人，名周东志。此人形体较瘦，却食量很大，忽然得了胀满病。一般医生都怀疑他饮食过量，给予槟榔、枳壳、山楂、麦芽、神曲、厚朴等消食行气药，越吃越重。后来经李延昰诊治，右手脉特别洪滑，知是胃火，改用石膏、黄连、栀子、木香、陈皮、酒蒸大黄等清热泻火药，只服了两剂，就完全好了。

5. 虚胀

除了前面讲的实胀、寒胀、热胀、湿热胀等，还有一种胀满是在胃肠功能极衰弱的情况下出现的，这叫虚胀。虚胀的腹部外形，也能像实证那样，膨满胀大，兼之患者又都迫切要求消胀，所以医生往往习惯用消食破气诸药，而不敢大温大补，以致越治越胀。怎样认识肠胃虚弱与胀满的关系呢？可以这样来体会：停食的胃胀，虽然属于过食的实证，但胃肠消化力很强的人，就比较少见。而虚胀的病人在病情严重时，哪怕只多吃了一口食物，也会胀满不堪，辗转不安，甚至想法吐出才好，因而常常形成畏食。只这一点，就要从胃肠机能衰弱上去考虑，而少去考虑消食、宽胀。

虚胀的病机既然是肠胃虚弱，治疗时就应当用温补药，而禁用消食宽胀药。因为消食宽胀药，只有在胃肠消化功能还不算太虚弱的情况下，才能发挥消化饮食的作用，如果胃肠虚弱的程度已很重，那只能先健补脾胃，不能设想撇开胃肠的作用，只靠一包神曲、麦芽就能把所进的食物消化掉。相反，在胃肠功能极为衰弱的情况下，这些药非但不能消食，而且还能消耗胃气。有这样一些例子，最能说明问题：有不少食后容易胀饱的人，初次给予一些消食行气药，效果很好。后来再胀再消导，效果就差些。如果把这些消食行气药再不断地继续下去，胀满反而会继续加重。这就是消导药能消耗胃气的证明。在医学上叫做"虚虚"。

促成虚胀的原因有两种：一是疾病本身的发展，如久吐久泻，胃肠功能逐渐衰减而形成的。但是这样的虚胀，一般地说，还不至于达到丝毫不能进食和腹胀难忍的严重程度。临床的虚胀重证，往往是因长期服用消食药或破气药，伤败了胃肠功能，改变了胃肠的冲和之气而致成。

服药伤残胃气，能使脉象出现两个极端：一是极细极弱，虚不任按。这是久服神曲、麦芽等消食药，使胃气逐渐消耗到极严重的时候出现的。这种脉象容易诊断。另一种脉象是弦大鼓指，即脉管又硬又粗。这是服了过量的破气宽胀药，如枳实、厚朴等，胃气受了破气药的冲击，发生了反作用。这种脉象，按之有力，容易给人造成假象。但是按之绷紧，一点柔和之气也没有，这叫"脉无胃气"，是诊断胃气受创的重要依据。

弦大鼓指，是真虚假实的脉象，如果没有丰富的临床经验，可能难以掌握，但是可以根据下列特点，得出正确的结论。

（1）消食药、行气药丝毫不能解决问题；

（2）病情进展缓慢，不是暴胀（腹暴胀大，多属于热）；

（3）服宽胀药似乎略有轻松，但一会又和从前一样，甚或加重；

（4）久不进食，而脉反弦大；

（5）进一口食也胀满难忍；

（6）胀减时，腹软无物。

弦大鼓指，毫不柔和，既然是脉无胃气，治疗时就当温补脾胃，或少佐养肝之品，绝对禁用行气消导药。

下面两例医案，是上述两种情况的说明：

吕某，女，年四旬余，患腹胀半年。曾服药治疗不效，且越治越胀。求先生诊治，患者骨瘦如柴，腹胀如鼓，腹皮薄、绷紧，扣之有鼓音。自述每进一口食，就胀满难忍，必欲吐尽才好。出示曾服用厚厚一叠中药处方，约五六十张，都是神曲、山楂、槟榔、麦芽、五谷虫、木香等消导药物。舌淡苔薄，舌体瘦瘪。给予圣术煎，处方：

白术（微炒）30克，陈皮3克，干姜（微炒）6克，上肉桂3克。水煎服2剂。

上方服用2剂，诸症大减。后未再服用其他药物，其病痊愈。

本案之腹胀，实因过用克伐消导药所促成，故以景岳圣术煎，重用白术之补，又少加干姜、肉桂鼓舞胃气，陈皮行滞气，以补为消，故获显效。

另例：患者刘某，中年男性，山东济南历城人。曾因生气，逐渐食欲不振，不能进食，尤其不能进硬食。略进稍硬食物，就似痛非痛，满闷发胀，嗳气不止。胃脘部按之能出现较浅的指印陷窝，小便略有不通畅的感觉。曾不断服用破气消胀类中药治疗达半年之久，无效。患者因而怀疑是胃癌，甚为忧虑。于1973年3月17日求先生诊治。舌质淡，脉沉稍数而涩。给予温补脾胃，少加疏肝理气之品。处方：

茯苓9克，炒白术9克，炙甘草3克，大枣2枚，川椒6克，吴茱萸6克，炮姜3克，刺蒺藜9克，木瓜9克，生麦芽6克。水煎服。

上方共服12剂，基本痊愈。

本证食欲不振，进食则胀闷，主症在胃；但因生气而得，怒气伤肝，则病因在肝；久服破气消胀药无效，知属虚胀无疑。故处方健脾和胃，兼以疏肝。配伍恰当，故药量不大而收效迅速。

胃 脘 痛

胃脘痛的临床症状，颇为复杂，或痛在胃脘部位，或连及两胁；有的喜按，有的拒按；有感觉烧灼热痛者，有感拘急或胀痛者；痛在食前与痛在食后不同；常年作痛与季节性发作各异。其因不外饮食不调，情志不遂，或过饥过劳。西医学认为，除少数查不出原因者归之于神经官能症外，其余大多属于溃疡或炎症，或溃疡合并炎症。中医认为其病机多为因痰因瘀以致其痛，故中医治疗胃痛，既有涤痰、消瘀、活血等治标的方法，也有促使炎症消散和溃疡面愈合的清热、祛寒、养胃等治本的方法。由于这些方法都是通过辨脉辨证而采用的，所以无论是溃疡、炎症或神经官能症，都能取得很好的疗效。下面将先生治胃脘痛的点滴经验，简述如下。

1. 涤痰止痛法

涤痰、消瘀、活血等法虽然是治标，但在这些病理产物消除之后，不但能起到止痛的作用，而且也有利于炎症的消除和溃疡面的愈合。

凡胃痛表现有口干、口黏或呕出黏液等症状者，就是胃中痰浊。其往往胶着难消，对于这样的痰，轻者用清热化痰法，仿丹溪海蛤丸方（海蛤壳、瓜蒌仁）加减。如效果不大，兼胸满气粗，大便秘结等症状者，则改用小胃丹（芫花、甘遂、大戟、大黄、黄柏）。此外，《金匮要略》中之瓜蒌薤白半夏汤、枳实薤白桂枝汤等，切勿看作单纯治心绞痛的专方，用来治痰饮痹阻的胃痛，都有很好的效果，而且药性和平，有利无弊，临床应酌情选用。

2. 消瘀止痛法

"瘀"，胃肠道有瘀滞。据先生的经验，凡中医诊断为胃肠道有瘀滞的病人，通过现代医学检查，大多是十二指肠球部有溃疡存在。在对症用药之后，有的泻下白冻状物、烂肉状物，或黑色坚硬的粒状物，以及异常坚硬的粪块等。因此可知，这些瘀滞物，实际是炎症或溃疡渗出物的积存，以及因胃肠蠕动迟缓，使部分食物或残渣不能顺利下行，又与渗出液混合积久而成。

胃肠道瘀滞形成之后，不但疼痛加剧，而且由于胃肠蠕动迟缓，能使粪便干结，而生便秘、嗳气、食少、腹痛等症。也常伴胃脘部怕风冷、畏冷食等。治疗这样的胃痛，可选用遇仙丹（黑丑、槟榔、三棱、莪术、大黄、木香、大皂荚）、大黄附子汤等有泻下作用的方剂。

例如：1972年曾治李某，胃痛多年，经检查为十二指肠球部溃疡，服中西药数年无效，据述从前有手足多汗症，自患胃痛后，手足不再出汗而反发干，大便经常干涩不爽快。先生据此推理，这是患者素有里湿。因仿遇仙丹方，去皂荚，用黑丑6克，槟榔、三棱、莪术、大黄各9克。水煎服。连服二剂，大便泻下白胨一大堆，腹中顿觉轻松。后酌加薏米、苍术等祛湿药调理，终至饮食正常，症状消失。

遇仙丹适用于瘀积而湿偏重的胃痛，患者一般多具有大便秘结、舌苔白腻等特征。本患者的证候特点是原曾有手足多汗症，自患胃痛后手足不再出汗反发干，大便亦经常干涩不爽快，这是湿被瘀阻的证据。故以消瘀之药以化瘀止痛，继以祛湿之药清除里湿。

又如：1956年先生在威海行医时，一男性农民，年40余，脘腹痛多年。每痛时数日不大便，脉沉紧。出示以前服过的药方，大多是枳朴大黄等行气泻下药，其中大黄有用至30克者，但大便仍不通畅。遂给予大黄、附子、细辛各9克，一剂即大便畅下，粪中有黑色粒状物，大的如黄豆，数甚多，坚硬异常。此后腹部舒适而病愈。

以上两方，都能消痰祛瘀止痛，一般是大便秘结，舌苔白腻，湿偏重的用遇仙丹。若大便秘结，脉象沉紧，肢冷舌淡，寒象明显的用大黄附子汤。用大黄附子汤要注意二点：一是必须其人不呕，因为呕则病机向上，不宜下法；二是细辛用量宜重，先生常用至6~9克。细辛与附子合用，使久已处于呆滞状态的肠管活动起来，大黄才能起到泻下的作用。

3. 活血止痛法

瘀血作痛，大多是溃疡病的结果。因为溃疡面不断渗出的血能留滞而成死血，且常与渗出的津液混杂在一起。胃肠道的瘀血，不但妨碍溃疡面的愈合，而且一有冷热不调，或辛辣触动，就会疼痛发作，使溃疡缠绵难愈。

有瘀血的胃痛，多呈针刺样疼痛，舌上常有瘀点，脉多呈涩象，治疗应以活血化瘀为主，失笑散是最常用的有效方。方中的五灵脂和蒲黄，既能活血，又能燥湿化瘀，所以对于痰血混杂者最为对证。此外，还有用炒灵脂配入枯矾，共研细末，温酒调服者；有将灵脂配桃仁，研末醋糊为丸，酒醋任下者。配制不同，其理则一，临证可以随宜选用。

4. 解热止痛法

这种胃痛是临床最多见的。胃脘热痛特点是：胃中灼热，舌赤脉数，时痛时止，痛重时不敢吃冷食喝冷水，甚至额上自汗，或全身冷汗、手足发凉等。

治疗胃热疼痛，以栀子、黄连为主药，热极出现假寒症状时，须加辛热走窜药以为反佐。如《医彻》之仓促散（炒栀子、生姜汁）内用生姜汁即是，此外尚用生、枯白矾各等份研末糊丸酒服者，用酒送服也是辛温走窜之意，与反佐的道理相同。总之，栀子、黄连都能解热，但栀子能导热下行，而黄连、白矾则守而不走，又兼能燥湿，宜于热而兼湿者。

治胃热作痛有几张名方，如：《统旨方》的清中汤，《张氏医通》的清中蠲痛汤，《沈氏尊生书》的清热解郁汤。

明明是胃热疼痛，但病人却胃部怕凉风不敢吃冷食、喝凉水，这就是提示医生也不能纯用寒凉药，只有加入一点温热或走窜药，才能纠正热邪对寒凉药的格拒之性从而发挥其解热的作用。如前面所讲的几个药剂，就有栀子配生姜、配川芎、配香附等，都含有这个道理。还要补充说明一下：先生对于胃热疼痛不敢吃冷食喝冷水的，一般是寒凉药配干姜；对于胃脘部怕凉风的，则配入白芷。治胃热疼痛，服药后不痛了，只算有效；必须服至吃冷食冷水也不再发作，才算痊愈。

郁热胃痛经选用上述诸方治疗后，一般都能迅速止痛，但亦有少数痛止后不久又再次发作，再服前方效果不大的，这是郁热虽解，但胃还有些秽浊郁滞未净，这时可用元明粉3~4克，温水化服即愈。

胃热疼痛，痛而兼胀，连及两胁，脉象弦数的，中医认为这属肝火犯胃，当泻肝火，金铃子散效果最好。

此外还有温中止痛法，药用干姜、良姜、肉桂、吴茱萸、草豆蔻等，方如理中汤。建中养胃止痛法，以当归建中汤为好，养胃的以叶氏养胃汤为佳。

腹　泻

腹泻虽是一种常见病，但有时又是一种较难治愈的病，尤其是慢性腹泻。但只要辨证准确，用药针对性强，取得佳效也是不难的，下面举先生治例说明之。

杨某，男，50岁，山东兖州人。1982年初夏就诊。患者腹泻频繁日数十次半年余。不敢食油腻、生冷之物，西医曾怀疑为肠癌，多方治疗无效。望其舌苔黄腻，经问知大便泻而不爽。处方：生大黄30克，黄酒适量，以酒煎服。一剂后泻的次数减半，再剂即自觉痊愈。4剂之后，任食生冷瓜果，亦不再泻。后隔数月，患者前来道谢，告曰：其子结婚喜庆之日，吃喜酒数杯，亦安然无恙。

按：大黄《本经》称"下瘀血、血闭、寒热，破癥瘕积聚，留饮宿食，荡涤肠胃，推陈致新，通利水谷，调中化食，安和五脏"。本例腹泻属肠垢不尽，热泻不止，用大黄正是取其"推陈致新"的作用，又以黄酒助其药力，达到泻止病愈之目的。此方又名将军饮，在治泻法中属"通因通用"的疏利止泻法。

腹泻的原因很多。中医治疗腹泻根据腹泻的不同特点来辨证施治。明代李士材曾总结出治泻九法，先生把这九法加以扩充，并附以简方和有启发性的医案，以供临床参考。

1. 渗利法

本法适用于：大便稀薄如水泻，小便短少，腹部胀满，没有里急后重感，也没有脓血混杂。这样的腹泻，病灶一般在小肠。因为小肠不能泌别水分下出膀胱，使水液直趋大肠，才致成腹泻。治疗这样的腹泻，应当用利小便的药物，使水走前阴，大便才能不泻。这种方法叫做"渗利法"。

《苏沈良方》有这样一段记载：宋代文学家欧阳修，得了急性腹泻，请太医院里的国医治疗，丝毫没有效果。他的夫人对他说，市集上有人卖治腹泻的药，三文铜钱一帖，服过此药的人，都说效果很好，咱何不买一帖吃吃看。欧阳修说，咱们这些人的体质，和劳动人不一样，他们敢吃的药，我们却不可轻试。可是夫人瞒着他买了一帖，搅在国医处方的药剂中，给欧阳修服下。只服了这一剂药，欧阳修的腹泻就完全好了。治好之后，他的夫人才把详情对欧阳修讲了，欧阳修也着实佩服，便把卖药人叫来，答应用很高的代价请他传方。卖药人最初不肯传，经欧阳修百般动员，才说：这方是车前子一味，碾成细末，每服 6 克，搅在稀米粥里服下。

车前子有利小便以达到止泻的作用，所以明朝赵学敏编写的《串雅》中，有一张方名叫分水神丹，即白术 30 克，车前子 15 克，水煎服。治疗水泻，非常有效。明末罗国纲的《罗氏会约医镜》提到治疗水泻的秘诀，是在药方中加入一味萆薢。萆薢也能渗利小便，和车前子的作用差不多。

2. 升提法

本法适用于：稀便中夹有气体，泻下泡沫，排便时连续有排气声响，脉搏可能见浮脉。这种现象，中医叫做飧泄。因为有气体，便把病因归属于风，治疗时必须用治风的药物，如防风、荆芥、麻黄、桂枝、葛根等。凡是风药，都能鼓舞胃气上升，胃气一升，大便就不会泄泻，气体也就消失了。

《邵氏闻见录》记载：夏英公得了腹泻证，太医院里的医生，认为是虚证，用补脾药治疗，始终不效。有一个姓霍的老医生，问明了大便的性状，说这是肠中受风，开了一个有藁本的药方，服下后，腹泻就好了。

李延昰《脉诀汇辨》记载：闽中地区有个太学生张仲辉，终年喝酒、吃瓜果，一天，忽然得了腹泻证，从半夜到天明，泻了二十多次。医生们先给以渗利小便的药，无效，又给予健脾药，泻得更加利害。后来李延昰看了，六部脉都轻轻一按就能摸到，这是浮脉，认为浮脉是感受了风邪，《内经》早就指出，"春伤于风，夏生飧泄"，非使患者出汗不可，给开了一张有麻黄、升麻、葛根、甘草、生姜等有发汗作用的药方。先前看过此病的医生嗤笑说："这书呆子，好奇行险，麻黄是发汗重剂，连伤寒病都不敢轻易使用，这种腹泻证，却用麻黄，这岂不是用药杀人吗？"仲辉听了，也犹疑起来，不肯服李延昰的药。可是越停病越重，没有办法了，说道："服下此药，听命吧！"服后得汗，腹泻很快就好了。

据以上二例，可见飧泄是外风引起的肠胃功能失调。外感风邪的症状，存在也好，已不存在只剩下脉浮也好，脉象也看不出风邪，仅从大便看出是泄也好，用祛风药治疗，都能取得疗效。不过脉浮或风邪表证明显的，服风药应当发汗。没有风证表脉，只是大便溏夹有气体的，服风药是提升胃气，就不需要发汗了。

3. 清凉法

清凉法是用于热泻的，热泻的特点是：大便的时候，觉得肛门灼热，粪门弹响连声，粪色深黄，酸臭难闻，小便赤短。在这种情况下，只有苦寒泻热药才能起到泄热止泻的作用。李士材说：用清凉法治热泻，就像炎热的夏天刮起一阵凉风一样，使热气消散。这也是《内经》"热者清之"的治法。

古方治热泻，用黄芩汤，即黄芩、白芍、甘草、大枣四味药，水煎服，效果很好。

《本草汇言》记载：有一个患腹泻的人，无论吃什么粥、饭、蔬菜，一入口，咽喉就有针刺的感觉，吞咽时，喉中觉得很辣，腹部满痛，大便时，肛门灼热，弹响连声，脉洪大而数。给予黄连9克，白芍6克，甘草2.5克，一剂药就好了。这一处方，实际就是黄芩改成黄连，又去了大枣，原则未变，所以效果很好。

《寿世保元》还载有一方：有个病人，每次进食后，就腹中鸣响，响完就泻，以致不敢进食。服了不少治泻的药方，都不见效。后来有人传方，将红柿核用湿纸包裹多层，放在炭火上煨熟吃下，吃三四个就好了。这也是治的热泻，而方更简单，效果也不弱于上面所讲的黄芩汤和黄连方。

4. 疏利法

疏利法是用于肠道内有陈旧性未消化、未排泄净的食物、瘀滞或粪块。这些陈旧的物质，留滞在肠道之中，就像行水管道积存有泥石浊垢等沉淀物一样，它使水不能从管道内顺利流出，却又不断地使水向外溢出。所以治疗这样的腹泻，必须像疏通管道那样，除掉肠道里的废杂物，使大便按时排泄按时停止。排除这些废杂物的办法，叫做"疏利法"。

《冷庐医话》记载：谢时素有腹泻病，已有三十年之久，未能治愈。后来鄞县名医周公里，用礞石滚痰丸与服，服了三剂，这多年的顽固久病就痊愈了。滚痰丸是治顽痰的效方，用它来治愈的腹泻，也必然是肠道中有稠痰一样的粘浊物质，这样的病人大便时不但不爽快，泻出物中也可能带有这样的粘液。

肠中有像痰一样的黏浊物质所致成的腹泻，中医叫做痰泻，痰泻除极顽固的须用滚痰丸一类较为猛烈的药物以外，其余病程较短，症状较轻，只是阵发肠鸣，大便夹痰夹水的，用二陈汤加味治疗，也很有效。

还有伤食致成的腹泻，也适用疏利法。这样的腹泻，常嗳出腐败难闻的伤食气味，腹中鸣响，连连放屁，泻出的稀粪之中，常兼有未消化好的硬块。可用平胃散加神曲、麦芽等治疗，使积食消除，大便也就正常了。

　　腹泻证中有一种慢性久泻，时轻时重，也是肠道有瘀滞，但用一般的疏利药物治疗，总不见效。这是瘀积的时间太长了，就像我们用过的器具上有年久沉淀的积垢一样，初得时容易去掉，但时间久了，就洗不掉，刮不净，所以一般的常用药不易见效。即使暂时见效，但病根未去，过一段时间又会反复，甚至会按照最初得病的季节，按时复发，形成"休息痢"。在这样病情极为顽固的情况下，必须改用较为剧烈的药物，才能达到除邪务尽的目的。这些顽固的瘀滞，根据其不同的症状表现，可分为积热、痼冷两大类。简述如下。

　　泻下黄赤、黏浊，或如鱼肠、烂肉、腹胀、腹痛、舌赤，反不敢吃凉物，五心烦热，不喜油腻辛辣，口黏口臭等症，属于积热。积热兼湿的最多。

　　泻下如白胨，或谷食不化，不臭而腥，脉细肢冷，喜温恶寒，属于痼冷。

　　治积热或痼冷，现举两个代表方如下。

　　将军饮（《医鉴》方）：

　　治腹泻如痢疾，经久不愈，脓血稠黏，里急后重，日夜无度。并治休息痢，愈而复发，止而复作。

　　大黄30克（切片），好黄酒两大盏，同浸半日，煎至一盏半，去大黄，将酒分二次服下。

　　蜡匮巴豆丸：

　　治多年凡吃生冷和肉类即泻者。

　　明朝大医学家李时珍在他编著的《本草纲目》中有这样一段记载：一个老年妇女，约六十多岁，患腹泻已经五年，无论吃肉食或者别的油脂性食物，或者生冷之物，吃下后就必腹泻。服过许多调理脾胃药、升提药、固涩药，不但不好，反而腹泻得更重。她请李时珍看了看，脉搏沉滑。李时珍认为，这是脾胃功能损伤的时间太长，有冷性积聚结在肠道，予蜡匮巴豆丸五十丸。服下以后，一连二天未大便，腹泻从此好了。以后李时珍又用此方治好了久泻的患者近百人。蜡匮巴豆丸，就是巴豆一味，用蜂蜡作皮，把药封起来。这样，巴豆到达胃中的时候，有蜡皮封裹，不刺激胃，直到肠中才完全化开。巴豆是热性泻药，对顽固冷积别药不效时，巴豆能发挥良好的作用。

蜡匮巴豆丸有这样几种做法：《危氏得效方》治夏天水泻，用巴豆一粒，去壳，插在针上，在植物油灯上烧，存性，再把蜡化开，包在巴豆外面，冷却后就是一丸。如果是治小儿，要把丸做得更小。用巴豆一个，烧法同前，再用豆粒大一块黄蜡，在灯上烧化，滴入水中冷却，取出，同巴豆一起捣烂，做成黍米大的小丸，每服五丸到七丸，莲子或灯心煎汤送下。

5. 甘缓法

有的腹泻，次数太多，可能每天数十次，而且一觉得要大便，就必须急忙奔向厕所，稍一晚了就跑不及。中医学认为，这是脾虚下陷，当用味道甜的药治疗，因为甘味药能减缓泻下的程度，这叫"甘以缓之"。《罗氏会约医镜》的甘缓汤，就起到这样一种作用。

甘缓汤方：

人参、白术、茯苓、炙甘草各5克，升麻1.5克，陈皮2克，苡米（炒）、芡实（炒）各6克，木瓜、白蔻仁、砂仁各3克，红枣4枚。水煎服。

如嫌人参价贵，可改用山药12克代替。本方若加入肉豆蔻3克，木香（煨）1克，亦很好。

6. 酸收法

腹泻的时间太久，虽然不是急不可待，却也频繁入厕，粪便量不多，也没有热痛酸臭等症状，这是久泻耗气，气虚不能固摄的缘故。治这样的腹泻，可在相应的处方中，加入石榴皮、乌梅、五味子等酸味药，才能起到止泻的效果。《罗氏会约医镜》的酸收丸，就是这样一张方剂。其方：

人参、山药、炒白术、炙甘草各 90 克，良姜 45 克，诃子肉 60 克，石榴皮（醋炒）60 克，五味子 30 克。上药共研细末，用醋煮面糊做成丸剂，米汤送下。

又如《扶寿精方》治腹泻兼口渴，用乌梅一味，煎汤代茶常服。《肘后方》治腹泻证，在肠垢已经很少的情况下，仍频繁作泻，用乌梅肉 20 个，水一盏，煎六分，食前分二次服下。又如五味子一味，煎服治五更泻。

7. 固涩法

固涩法和酸收法有些相似。二者的主要区别是：周身无力，频泻量少，正气耗散的，用酸收法，以酸味药为主药；肛门下坠，或兼脱肛，虚坐努责，是大肠已滑，用固涩法，以涩味药为主药。但是，涩是酸的变味，滑脱也必兼气虚，所以酸收和固涩可以借用。主要是没有大便也虚坐努责，并兼有脱肛的，当用固涩法；只是气虚，有大便即泻，努责并不突出的，用酸收法。酸收是收敛正气，固涩才是固涩大肠。无论酸收或固涩，都是在邪少虚多的情况下才可使用。也就是说，肛门不灼热，大便不酸臭，舌苔不厚腻，脉搏不弦数，才可使用，这样可防止治病留邪。

涩肠的常用药，有罂粟壳、赤石脂、枯矾、木贼、龙骨等。

《三因方》治大肠脱肛，焙木贼存性，研末，掺之，以手按入。也可加入龙骨末。

《经验方》治水泻不止，罂粟壳，去蒂膜，一枚，乌梅、大枣各十枚，水一盏，煎七分，温服。

《太平圣惠方》治老人泄泻不止，用枯白矾 30 克，诃子（煨）15 克，共为末，每服 6 克，米饮调服。

《寿世保元》治久泻，大便滑泄，用五倍子 150 克（炒），研末，面糊为丸，每服五丸，米饮下，每日三次服。

8. 健脾法

凡腹泻证，大便稀溏，又兼身体疲倦懒惰，食欲不佳，腹部发满，就是脾脏虚弱。脾的正常工作，是把饮食消化之后，又把营养物质运送到全身各部，医学术语叫作脾主运化。如果脾虚脾弱，不能很好地吸收，致使水谷直趋大肠，就会出现腹泻。治疗方法，应当加强脾的功能，如人参、白术、莲子等药，促使其吸收，这叫做健脾法。健脾药中，最好也加入一些渗利小便的药物，如茯苓、车前子等，效果更好。常用方如胃苓汤，平胃之中，有健脾利湿的作用。

苍术、厚朴、陈皮、白术、茯苓各 5 克，泽泻、猪苓各 3 克，肉桂 1.5 克。水煎服。

9. 温肾法

温肾法，是用温肾的药物把肾阳发动起来。肾阳也叫命门火，它对脾胃来说，正好和灶下加火一样，是脾胃热能的来源。因此，在脾阳大衰，并出现命火不足的情况下，温补肾阳就是第一要着。

怎样才知道是命火不足呢？凡大便溏泄，饮食少，全身懒倦，没有别的严重症状，是属于脾胃虚寒，如果再兼有四肢发凉，脉搏沉迟细弱，大便清稀像鸭粪一样，或者每天在天明之前五更的时候，按时腹泻，这就是肾阳不足，命门火衰。除此之外，凡脾虚寒的时间太久了，用温脾药治疗不效，也大都是肾阳虚衰，也必须改用温肾药。

温肾止泻的常用药，有补骨脂、骨碎补、附子、肉桂、益智仁等。又因所有的腹泻，差不多都与脾有关系，所以温肾止泻药中，也常加一些温脾健脾的药物。现举例说明如下。

《世医得效方》记载：凡腹胀忽泻，日夜不止，诸药不效，这是气脱，用益智仁60克，水煎服即止。益智仁温脾固肾，所以有这样的效果。

《本草纲目》记载：魏刺史的儿子，患腹泻很久了，请了不少医生治疗，都不见效。病情逐渐危重。名医李时珍看了，用骨碎补研成细末，另用猪腰子一个劈开，把药末加入其中，放在火里煨熟，令病人吃下，腹泻很快就好了。

四神丸（《证治准绳》方）：

治久泻腰酸，四肢发凉，不思饮食，或五更泄泻。

肉豆蔻（面裹煨）、五味子（炒）各60克，补骨脂120克（酒浸一宿炒），吴茱萸（淡盐汤泡沙）30克。以上共研细末，另用生姜240克，切碎，红枣100枚，清水煮烂，去皮核，与药末同捣，和丸，梧桐子大，每服50~70丸，饭前米饮、开水或淡盐汤送下。本方中的肉豆蔻，就是用来温脾止泻。

以上这几个方子，都治久泻、寒泻。凡寒泻日久，必伤肾阳，所以都用温肾药取得满意的效果。

上面提到四神丸能治五更泻，为什么泻在五更？五更泻为什么用四神丸也有治不好的？下面就谈谈这个问题。

五更泻是肾泻中的一种，因为是半夜以后，天未亮以前，必腹泻一二次或多次，其余的时间不泻，每天如此，丝毫不爽，所以叫五更泻。为什么泻在五更呢？正常人排便，一般是有一定的间隔时间，而且大都在起床之后，未起床之前很少有想大便的，医学认为，肝主疏泄，疏泄就是疏通、发泄；肾主闭藏，闭藏就是关闭、收藏。排便是属于疏泄的，但又可以暂时不，这是由于肾能闭藏的缘故。这样，肝肾协调，互相制约，疏泄与闭藏统一，大便就会正常，反之，如果肝气太强，疏泄太过，肾气太弱，不能闭藏，就会不分昼夜，大便频繁。另外，如果肾闭藏太过，肝不能疏泄，又会大便闭而不行。这都是病态。肝气生于子时（夜11时到次日凌晨1时），旺于寅时卯时（3~7时）。也就是说，人从睡眠休息到半夜以后，全身的脏腑气血机能，都逐渐地重新恢复活动，这叫肝气萌动。脏腑活动，包括大肠，它积存了一天的粪便，也要开始传导、排便等活动，但在肾阳充足，能闭藏固摄的情况下，可以从容不迫地等到起床以后，而在起床之前，不会有急于大便的要求。而肾阳虚的五更泻。却是半夜之间，或刚过夜半，肝气略微萌动，就急不可待，马上要腹泻。这就说明五更泻的关键，在于肾而不在于肝。所以四神丸以五味子、补骨脂、吴茱萸温肾为主。又因泄泻大都与脾有关，所以四神丸中也加入肉豆蔻温脾健脾。

治疗五更泻要注意一个问题，就是不要把所有起床以前腹泻的人，都认为是肾阳虚。因为天明前后，有许多情况都可以出现腹泻。譬如有酒积的人，常常在早晨还没有起床就想大便。但是他的大便溏黏，或夹杂粪块，午后却仍然是好粪。也没有手足发凉、脐下冷痛等肾阳虚的症状。用二陈汤加酒煮黄连、红曲，共研末，再用陈酒曲打糊为丸，乌梅煎汤送服，即可逐渐治愈。

　　也有的白天还好，一到傍晚就肚腹膨胀，一夜不安，在天将明时，腹泻一次，泻后症状减轻，这也不是肾泻。因为大便不是鸭溏，也没有手足发凉、精神衰惫等肾阳虚的症状，而且在半夜之前肠胃就已经有不舒适的感觉。这是脾湿太盛，与肝肾没有关系，可用胃苓汤加木香、砂仁，或者理苓汤加木香治之。

　　如上所述，可见泻在五更也好，不在五更，任何时候都泻也好，只有在出现手足不温，大便鸭溏，食少、怯寒、舌淡，脉迟等命门火衰症状时，才算肾泻。如果大便酸臭，腹满膨胀，舌苔黄腻，脉象弦数，这虽然泻在五更也不是肾泻，用温肾法治疗，是不对证的。

　　此外，肾阳虚腹泻，一般都是久病体弱，或者是其他慢性腹泻的进一步发展。没有一个平素健壮的人，忽然在极短的时间内出现肾泻的。这一点，也有助于临床诊断时作参考。因此，凡慢性久泻，只要出现了一两个肾阳虚的症状，就要考虑在相应方剂中，加入一些温补肾阳的药物，如骨碎补、益智仁。

　　还有一点需要说明，凡治五更泻，必须在临睡之前服药。若服在起床后，距离腹泻时间太长，效果就差。

10. 平肝法

　　中医讲"肝主筋膜之病"，"在变动为握"。"握"，就是痉挛的意思。因此，凡腹泻而兼有痉挛性腹痛的，就当采用平肝法。平肝止泻的代表方是：

　　痛泻要方（刘草窗方）：治痉挛性腹痛腹泻，痛一阵，泻一阵，脉弦。

　　白芍、防风、白术、陈皮，水煎服。

　　白芍和防风，能疏肝解痉挛；白术健脾，陈皮理气，有增强肠胃功能的意义。总之，本方的作用，可以归结为平肝扶脾。

平肝止泻法，无论是新病，或常年久病，也无论是不是泻在五更，只要见有脉弦，或兼痉挛性腹痛，或其他能说明是肝气太强的症状，就可以采用平肝法来止泻，下面举两个很有意义的例子。

《罗氏会约医镜》记载：罗国纲治了一个二十多年的腹泻患者。患者的特点是每年春天发作，夏天即不治自愈。发作时，每天寅、卯时（上午 3~7 时）一连泻十几次，其余时间差些，肝脉弦，脾脉弱。服了不少补脾止泻药无效。罗国纲看后，拟了一张平肝补脾汤，只吃了一剂病就好了，而且没有再发。处方：

白术、茯苓、沙参、白芍、当归、木瓜、肉桂、白豆蔻、炙甘草。

这个腹泻的特点：脉弦，是肝旺的脉象，春天是肝旺的季节，寅卯是肝旺的时间，又兼脾脉弱，所以是肝强脾弱。方用白术、茯苓、白豆蔻、炙甘草健脾，白芍、肉桂平肝，当归、木瓜、沙参养肝。肝气得养，刚性变柔，不去凌脾，腹泻自然就好了。

再举先生治例：朱某，男，青年职工，每天五更天未明时，必腹痛，痛而即泻，泻后痛暂减，一会儿又痛又泻。脉弦，舌淡红，苔薄黄。病程四个多月，服过不少四神丸、健脾药、固涩药，一概无效。先生为其处痛泻要方：白术 15克、白芍 15 克、防风 9 克、生姜两片。睡前服下。服第一剂，腹泻推迟到次日 11 时，大便比以前稍干，泻时仍腹痛。又服第二剂，腹泻推迟到下午五时左右，腹泻量少，腹痛大减，大便已成形。后因吃西红柿过量，又泻在五更，又与前方加木瓜、吴茱萸，痊愈。

综上所述，腹泻病因病机较为复杂，中医据腹泻特点辨证施治。先生在明代李士材总结治泻九法的基础上，并搜集前人治泻效方，结合自己临床体会，整理归纳为：渗利、升提、清凉、疏利、甘缓、酸收、固涩、健脾、温肾、平肝十法，可谓汇集诸法，博采众长，所谈的腹泻的临床特点及辨证要点，亦颇合临床实用。

便　秘

"秘"，有"闭"的涵义，便秘，就是大便不畅快。通常认为只有粪块干硬难出，才算便秘，这是不对的。其实，只要排便时感觉困难，费力，无论粪块干硬与否，都叫便秘。便秘之重者，也叫大便不通。

古人对于便秘，有风秘、湿秘、气秘、寒秘、热秘之分，称为"五秘"。五秘都是以便秘为主症，再根据所出现的各种不同特点而分为风、湿、气、寒、热等。特点不同，说明病理有差别，治疗方法也就不同。现分述如下。

1. 风秘

风秘是除大便秘结以外，还表现为皮肤皱裂，筋脉拘挛，爪甲枯槁等。有的还会兼有阵发性寒热。大便常干燥坚涩，不易排出。风秘的原因，有人认为是肺脏受风，肺和大肠相表里，风从肺传入大肠，像风能吹干湿气一样，致使肠中津液干燥而形成便秘。也有人认为是病人肠中平素积有瘀热，热久伤津化燥，风从内生，致成便秘。这里且不管其病因如何，只谈谈为什么风秘能出现皮肤皲裂等症状。由于人身各处的津液，是互相周转输布的，肠道既然干燥，全身的皮肤、肌肉、筋膜，自然也就缺乏津液濡养，所以皮肤起皱、筋脉伸展不得力，爪甲也呈现枯槁的现象。至于出现寒热，大都是在夜间。这是因为，津虚血虚，都是阴虚，而夜间也属阴的缘故。

治风秘的主方是滋燥养荣汤。

滋燥养荣汤（《证治准绳》）：

生地黄、熟地黄、白芍、黄芩、秦艽各5克，当归6克，防风3克，甘草1.5克。水煎服。（按：本方是治肤燥之方，若用以治肠燥便秘，须加重地黄、当归、白芍的用量）

一老年妇女，年约5旬，1971年夏天，到山医二大队（当时大队在曲阜）求诊。患者掀起衣服，全身上下，丘疹密布，由于瘙痒，抓得一片黑痂。自述发病已二年，曾到济南各大医院皮肤科抽血化验，诊断为皮炎，但治疗毫无效果。患者每至夜间，必发一阵寒热，寒热过后，即发出一片丘疹，因此旧疹未愈，新疹又生，辗转缠绵，始终不愈，烦躁失眠，极为痛苦。察其脉象，沉而稍数，舌红苔少，大便干燥，排便费力。即诊断为血燥风秘。

患者问：为什么夜间必发寒热？先生答道：人体的阳气，白天活动的时候，大都集中在体表，夜间睡眠的时候，大都集中于体内，这叫做"卫气昼行于阳，夜行于阴"。大便既然燥结，已经是津枯血燥，经不起阳气的侵扰，所以在白天卫气行阳的时候，病人还不觉得怎样，而在夜间卫气行阴的时候，已虚的阴血，配不过不虚的阳气，就寒热发作。发作寒热，实际就是血热外出发疹的反应。所以本证的主诉是瘙痒、寒热，而病的本质却是便秘。也就是由秘生风。治

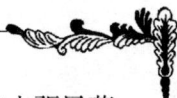

疗的方法，应当养血以治血燥，凉血以治血热，加入驱风药以治皮疹和寒热，因此开了一张滋燥养荣汤，生熟地各用至30克，当归、白芍各15克，黄芩、秦艽、防风各9克，甘草6克。水煎服。

患者服了三剂，大便通畅，寒热停止，身痒大减，丘疹渐消。嘱其回家再服几剂，服至所有丘疹结痂脱落后，即可停药。

养血驱风除了滋燥养荣汤，还有何首乌，也很有效。丹方："治肝肾风秘，至夜微发寒热者，用生何首乌两许，顿煎，服之神效。"上述患者，一年之后，前证又发，先生又改用此方与服，也有效果，但对比起来，不如滋燥养荣汤效果迅速。

2. 气秘

气秘的特点是病人常常嗳气。其大便之所以不顺利，倒不一定由于大便干燥结硬，而是"气"不下降。"气"是什么呢？并不是指呼吸的空气，而是代表人体各个脏器生理活动的结果，大小肠的这种功能，就是"气"。"气"既然不下降，大便下行就不痛快，而且还会出现嗳气和兼有脘腹满闷的感觉，这就叫做"升降失常"。因此治疗气秘，必须以降气药为主，如苏子、枳壳、枳实、厚朴等。把这些降气药加入通便药中，就是治气秘的效方。

如：木香槟榔丸（《卫生宝鉴》方）：

治一切滞气，心胸腹胁痞满，二便涩滞。

木香、槟榔、枳壳、青皮、陈皮、蓬莪术、黄连各30克，黄柏、香附、大黄各90克，牵牛头末120克（腹满便秘用黑者，喘满膈塞用白者）。共研为细末，芒硝泡水和丸，如豌豆大，每服三五十丸至七十丸，食远姜汤送下，以轻微

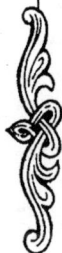

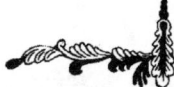

腹泻为度。

又方：

治大便干结，腹中胀闷，频频入厕，里急后重。人参、当归、枳壳，水煎服。加入陈香橼尤效。

本方各药分量，可以灵活运用。其中枳壳，在便秘的情况下，最好是生用。因为生用力量最大。若兼有胸胁胀满时，可以炒用。

3. 湿秘

湿秘也叫痰秘。它是湿热、痰饮等阻碍气机下降，以致大便不能顺利排出，湿热、顽痰胶结，又会出现胸胁痞塞满闷，或喘促、头汗出、头晕眼花等症状。痰湿在肠中，又会兼有肠鸣。

治疗湿秘，主要是用苍术、黄连、黄芩、黄柏等清除湿热，或用半夏、茯苓、橘红、白芥子、姜汁、竹沥等搜逐痰饮，再加入一些顺气、降气药。如导痰汤煎送控涎丹或礞石滚痰丸。

导痰汤（《济生方》）：

治痰涎壅盛，胸膈留饮，咳嗽恶心、发热背寒，饮食少思，中风痰盛，语涩眩晕等。半夏6克，南星、橘红、枳实、赤茯苓各1.5克，炙甘草1克，生姜5片，水煎服。

4. 冷秘

便秘的同时，又兼有四肢发凉、喜温怕冷、舌质淡白、脉搏沉迟等阴寒症状的叫做冷秘。冷秘常见于老年人，须用温润通便药，如巴戟天、肉苁蓉、当归、熟地等。半硫丸是治冷秘的专方。

半硫丸（《局方》）：

治疝癖冷气、冷秘、虚秘。

半夏 90 克，硫黄（明净者）60 克，二味共研极细，加生姜汁同熬，入干蒸饼末，搅和匀，入臼内捣数百次，作丸如梧桐子大，每服十五丸至二三十丸，空腹用黄酒或米饮、生姜汤送下。

5. 热秘

热秘和冷秘相反，兼见的一些症状，不是寒证，而是热证，如面赤、舌干、小便赤黄、喜凉恶热、脉搏沉数等。这样，在泻热通便药中加入一些润肠药就可以了。如：

四顺清凉饮（《证治准绳》方）：

当归、赤芍、大黄、甘草各 5 克，水煎，入生蜜一茶匙，温服。

更衣丸：

飞朱砂 15 克，芦荟（研）20 克，滴入好酒少许，和为丸，每服 3~6 丸，好酒送服。

又方：

芒硝 15 克，热酒化开，澄去渣，加香油三四茶匙，温服。

又方：

鲜生地黄捣汁服。

又方：

大黄、黄芩、炙甘草各 15 克，水煎，入生地黄汁二茶盅，再煎三沸，分二次服。

除了上述五秘，还有久病体弱，大便干燥，努责不下，频频入厕，气虚下陷，里急后重的，叫作气虚秘。伤津失血，大便燥结，滞涩难出的，叫作血虚秘。血虚的，应当养血润肠，如当归、地黄、肉苁蓉、桃仁、杏仁、松子仁、柏子仁、麻仁、蜂蜜等。气虚的当加入补气药，如人参、黄芪等。这些主要在于临床时随机应变，灵活运用。

便　血

　　大便下血见于许多疾病，如肠伤寒、血小板减少症、门静脉阻塞等。但这些病不属于胃肠病的范畴。另外，如菌痢、阿米巴痢疾以及痔疮等，虽然属于肠道疾患，但菌痢、阿米巴痢疾属于传染性疾病，痔疮属于痔漏专科，因此本篇只是有选择地介绍这方面几个下血的简方，而不作全面讨论。本篇重点讨论的，只是胃肠道炎症或溃疡所致的大便下血。

　　中医对于肠道的大便下血，有肠风、脏毒之分。凡血色清新，血量不多，成沫四溅，大便之前，鲜血先见的，叫作肠风；血色污浊黑暗，血出在大便之后，出血量较多，下血的时间又较长的，叫做脏毒。

　　从前有人认为肠风是风邪入肠胃之中，脏毒是大肠积有病毒，这个说法还不容易被人理解。肠风和脏毒，实质是把肠道出血的性状和特点加以概括的一种术语。肠风是脾气下降不能正常统运血行，以致大肠壁细小脉络充血，在用力大便时，小络破裂，不成流而四溅，所以大便未出，下血先见，或者大便与鲜血齐下。脏毒是大肠湿热瘀积，使肠壁细小血管破裂，逐渐腐蚀扩大，形成坎陷。坎陷最容易使渗出的血积存起来，量多色暗，在用力时，血在大便之后，骤然而下。

　　肠风既然是脾气下陷，所以治疗时当用升散上行的药物，防风、荆芥之类。而这些药物又多是治风的，因而把这样的下血定名为肠风。脏毒是大肠有湿热，应当清热燥湿，如黄连、黄芩、地榆等。而这些药物都是清热解毒药，所以就把这样的出血定名为脏毒。无论治风治毒，都应当在相应的方剂中酌加凉血止血药。下面是治肠风、脏毒的两张标准方。

治肠风方：

荆芥、生地黄各60克，甘草45克，共研细末，每服3克，食后温酒下。

治脏毒方：

槐花（炒）、侧柏叶（炒）、荆芥、枳壳各等份，共研细末，每服6克，食后米饮下。

以上两方，并非治肠风脏毒的唯一有效方，也不是不可改变的。我们要求是，掌握升散、凉血、止血、清热、燥湿热等方法，是肠风也好，是脏毒也好，不是肠风脏毒，或者无法分辨是肠风脏毒也好，只要根据下血的性状和特点，能确定治疗原则，能选方用药，就可以治疗常见的大便下血症。下面再介绍一些治大便下血的简效方，以备参考应用。

1.《余居士选方》：治肠风下血，白芷研末，每服6克，米饮送下。

2.《慎斋遗书》：肠风下血不止，白芷、乌梅，煎服。

3.《张氏医通》：大便下鲜血，像从竹筒喷出似的，用鲜小蓟捣取汁，稍稍加温，服一大茶杯。

4.《张氏医通》：治肠风下血：刘寄奴15克，芽茶30克，墨灰9克，共为末，分三服，乌梅煎汤送下。

5.《张氏医通》：肠风下血，一味旱莲草，浓煎，葱白汤下。

6.《王缪百一选方》：曾通判的儿子，大便带血半年，用柿干烧灰，米饮送服，一次即愈。

《泊宅编》：外兄刘豫，病脏毒下血，已半月，自恐病重将死，后得一方（上方），饮服6克，遂愈。

7.《食疗》：小儿秋痢，以粳煮粥，加入柿干末，再煮两三沸，食之。

《临床心得选集》：张赞臣云，某年秋，余患赤白痢甚剧，诸药不效，病延四十余日，每登厕，肛门突出，直肠下坠一二寸，乃用民间验方：柿干一只，重12~15克，去蒂，锅内烘热，加白蜡一块，约3克多，烊化，煎至荷包鸡蛋样，趁热食之，每日吃一二只，十天左右，痢止，肠脱亦收。

《折肱漫录》：乙酉岁六月，余避乱小船，奔走冒暑，处暑后患痢，余年老不敢服攻下药，用一般平稳方调，凡七天，病愈，但痢虽愈而血未止，兼大便燥结为苦。又治了半月，无效。后来读《玉机微义》有"柿干，烧，米饮调服"一方，因觅此药服之，服不到30克，病即痊愈，可称神方。

8.《集简方》：血痢不止，贯仲酒煎服。

9.《百一选方》：肠风下血，用清热及补脾药不效者，单用山楂为末，艾叶汤调下，立愈。

10.《罗氏会约医镜》：便血不论新久，白矾小儿用二三克，大人用5克，研细，调入鸡子内，煎熟，切作细块，空腹白开水送下。

11.《种福堂方》：治大便下血，荸荠汁半盅，好酒半盅冲入，空心温服。

12.《本草通元》：治血痢，平胃散15克，入川断4克，煎服必效。

呕　哕

　　在医学术语上，干呕和呕吐有差别：呕吐是指有呕出物说的，如能呕出食物、脓血、蛔虫等，都叫呕吐；如果患者只有呕的形态，也发出呕的声音，却呕不出什么来，或者有，也只是一些涎沫，这便叫作干呕。干呕能呕出涎沫的，多是胃中有痰饮，治疗时要温胃，促使痰饮消散；连涎沫也没有的，治疗时和治哕逆（俗称打呃）相同。所以，把干呕和哕逆合并讨论。

1. 干呕吐涎沫

　　涎沫是胃中的水液，不能充分吸收，以致随着干呕而吐出。水液不能被吸收，大都由于胃寒，所以治疗吐涎沫一般是采用暖胃药。但是临床所见，吐出的涎沫也有不同。有的是水饮清稀，不黏不稠；有的却是满口黏液丝，扯不断，吐不掉，也吐不完。前者寒而清，应当用温性药把寒饮运化开，以干姜为主药，如半夏干姜散就是。后者寒而浊，应当用温性药把寒饮降下去，以吴茱萸为主药，如吴茱萸汤就是。

　　半夏干姜散（《金匮要略》）：

　　半夏、干姜各等份，水煎服。

　　本方就是小半夏汤把生姜换成干姜。生姜止呕效果好，干姜温化水饮的力量大，所以干呕并呕出清稀水液的，用本方效果好。

　　吴茱萸汤（《金匮要略》）：

　　吴茱萸12克，人参9克，生姜18克，大枣3枚，水煎服。

吴茱萸能温胃降浊饮，又重用生姜止呕散水，人参、大枣有扶助正气、消除痰饮的功能。

下面举先生用吴茱萸汤治疗周期性顽固性呕吐病例说明之。

患者张某，男，50岁，1986年9月14日初诊。

主诉：半年多以来，每月下旬即发生剧烈呕吐。呕吐前几日，自觉疲倦，食欲不佳，睡眠不好。呕吐发作时先将食物吐尽，其后是涎沫，直至呕出苦水，弯腰曲背，声震四邻，致使左右邻人聚观，皆有怜悯之情。约持续一日，才逐渐缓解。但呕吐之后，饮食睡眠，反觉舒适，精神好转，体力增加。从第一次呕吐起，已发作过六次。

病史：患者素体肥胖，体重曾达81千克，于1984年春节查出糖尿病。曾到省某医院门诊，先后就诊四次，每次给予中药三剂（是何药物不详）。至第十剂，服后即吐，一连吐了九天，水药不进。遂于1986年3月13日住院输液，并注射止吐剂。呕吐虽已止住，但似乎更不舒适。出院后每月又出现呕吐一次。

辨证：体态一般，舌苔薄腻，脉象濡缓，按之不鼓，自觉腹背略有发胀感。根据呕吐涎沫，考虑是肝气夹胃中寒浊上逆，给予吴茱萸汤原方。

处方：吴茱萸12克，红人参3克，生姜15克，大枣2枚。

9月17日二诊：上方三剂后，胀满等自觉症状似有好转，但不明显。仍用前方，吴茱萸改用9克，又加入苏叶9克，黄连3克，陈皮6克。

10月3日三诊：服用上方五剂后，月末（10月27日）

仍按期呕吐，比以前未见减轻，故知此方无效。细查舌苔薄白似粉状，遂考虑用吴茱萸汤加入《苏沈良方》之遇仙丹，去木香、槟榔。方中三棱、莪术宽胀除积，且有黑丑以搜剔顽固之湿邪，少用大黄有利于降逆泻浊。

处方：黑丑 6 克，大黄 6 克，三棱 6 克，莪术 3 克，生姜 3 片，吴茱萸 9 克，党参 9 克。

1987 年 1 月 11 日，患者前来道谢，自称上方服用 5 剂后，呕吐一直未发。

此患者之呕吐有两个特点：一是持续而严重的呕吐过后，反周身轻松，睡眠良好，食欲增加；一是周期性发作，时间比较准确。脉象不鼓，这可能是屡经呕吐之后，脾胃元气受损所致。舌上薄白粉状苔，说明消化道有湿浊结聚。先生认为，其病关键在于湿浊，湿浊结多才使呕吐。这样的呕吐，实际是人体排异作用，所以呕吐之后反觉一切轻松。但呕吐只能收效于一时，病邪未除，湿浊还会继续增生，直增生到足以再度引起刺激时，呕吐就又再次发生。只有用吴茱萸汤合遇仙丹，温中降浊，搜剔顽痰，方可解决呕吐之根本。

2. 干呕、哕

干呕如果连涎沫也没有，就用不着温化水饮，只调调气就行了。实际这仅仅是胃痉挛，止住痉挛，就可以不呕，所以有时和治膈肌痉挛的哕逆相同。譬如《金匮要略》中的橘皮汤，橘皮 15 克，生姜 30 克，只两味药，但橘皮能调气，生姜能和胃，所以不管是干呕，或是打呃，本方都有效。

但是哕逆和干呕，其病机有时并不相同，因此治哕逆除了上述的橘皮汤之外，还另有一些专方。如《简要济众方》治寒呃，用丁香 49 粒，柿蒂 27 个，只两味药煎服。又如

《苏沈良方》治寒呃，用橘皮、通草、干姜、桂心、炙甘草各等份，人参减半，共碾成粗渣，每付 12 克，水煎服。这些方，都只治哕逆，不能治干呕。

从上面这几个治哕逆的方子看，哕逆的病机属寒属热的都有，治疗的药物有的偏热，有的偏凉。但是有一个共同点，就是敛降与辛散合用。试看：橘皮性降，生姜性散，柿蒂收涩，丁香辛散，敛降与辛散其作用是矛盾的，但合用起来，又达到矛盾的统一，所以用于膈肌痉挛的哕逆症，一般会有良好的效果。根据这个原则，古方还有些治哕逆的单方、效方，如伏龙肝配丁香就是。此外，一些降性药，如代赭石、枇杷叶等，都可以用来治哕逆。刀豆子一味，人们都推崇为治哕逆的特效药，就是因为刀豆子性降的缘故。

治哕逆虽然列举了一些简效方，但是促成哕逆的原因，也是极为复杂的，所以有时单靠以上几个方还不够，还要临证化裁，独出巧思，譬如历代医籍的记载，有用活血化瘀法治愈的，有用消食药治愈的，还有用通利大小便药治愈的。总之，遇到顽固的哕逆症，还是要请教医生。

一般说来，哕逆并不难治，但也不要太麻痹大意。中国古代医书《内经》就有"病深者，其声哕"的告诫。的确，哕逆有的是在病情加重的危险期出现，所以重病人出现哕，需要提高警惕，不要过于麻痹。

3. 蓄饮呕吐

蓄饮也叫蓄水，它是胃里的水，没有很好地被吸收，又没有呕吐出来，以致停蓄在胃中而成。蓄饮不一定都出现呕吐，但呕吐却常常是蓄饮证的特征之一。上面讲过吐涎沫，涎沫就是水饮，但不是蓄饮。水饮蓄起来，症状就变了。

呕吐一症，如果胃脘部按之似较痞硬，或口干口渴，或头晕眼花，或心慌心跳（痞、渴、眩、悸），就大都是蓄饮所致。在中医术语中，痞硬叫做水饮阻碍，正津不能输布；眩晕叫做水饮阻碍，清阳不能上升；心慌心跳叫做水饮凌心。蓄饮的形成，实际是胃脘部或上消化道有炎症，并且伴有炎症渗出物，这在中医学解释为"脾不散精，水停为痰"。也就是说，胃吸收水液的功能差，而且不断渗出，逐渐积蓄而成痰饮。

　　蓄饮的呕吐，一般是呕痰呕水，不常呕食，而且也不是天天呕，而是呕出一些宿水宿痰之后，再过一段时间，又蓄到一定程度，再重新呕吐。这样的呕吐，容易使人和其他原因所致成的"反胃"——如癌瘤等相混淆，往往抓不住病因，掌握不了重点，以致药不对证，缠绵难愈。因此还要掌握痰饮呕吐和其他原因所致的反胃之间的鉴别法。

　　痰饮呕吐，往往在将呕的前几天，口渴贪饮，饮不解渴。这是痰饮积蓄到一定程度，影响消化道腺体分泌功能的缘故，是将要出现呕吐的先兆。此外还有一个特点，就是：一般的呕吐，呕后常感觉到口中多少有些干渴，这是因为呕吐会耗伤胃中津液的缘故。痰饮呕吐，呕后痰饮虽然去了，口中不干不渴，像未曾呕吐一样，这也说明是蓄饮。这是痰饮未曾全部呕出来，而且呕吐之后，水饮又继续浸渍入胃的缘故。

　　先渴后呕，或者呕吐之后反不渴，以及胃脘痞硬、头晕眼花、心慌心跳等症伴随呕吐而出现，都证明是水饮，用前面所讲的小半夏汤止呕，再加入一味茯苓把陈旧的积水渗出，这个方子就叫小半夏加茯苓汤。

　　半夏12克，生姜24克，茯苓12克。水煎服。

　　小半夏加茯苓汤，治蓄饮是很有效的。但是，有些比较顽固的蓄水证，渴而呕，呕后又渴，又饮水，又呕又渴，反复不已，这说明水饮不是呕一两次就呕尽了。水饮既然顽固难除，单靠小半夏加茯苓汤就不行了，还需要在除水的方剂中，加上能促使胃吸收水饮的药物——如白术，才能彻底治愈。如古方中的猪苓散就是这样一张方剂。

猪苓散方：

猪苓、茯苓、白术各等份。

以上共研成细末，每次温开水冲服10～15克，每日服三次。上述的这些治疗蓄饮呕吐方，都是一些常用药，简单方，平淡无奇。正是由于平淡无奇，容易被人瞧不起，致使本来不是难治的一些病，却去追求大方、怪方、贵药、怪药，结果越治越重，或弃而不治，这实在是令人痛心的。

例如：某地区有个内部资料，报道用小半夏加茯苓汤治好一个诸药不效的多年顽固性呕吐。既然说"诸药不效""多年""顽固"，可以想象这个患者，遭受了多少痛苦，浪费了多少药费，后来却服小半夏加茯苓汤治好了。

又如《新中医》1978年第一期载有四川唐爱之医案一则，摘录如下：

杜某，女，29岁，呕吐、呃逆已七年，近几月加剧。头眩、恶心、食则呕吐食物及痰涎，呃逆，胁下隐痛，牵引肩背，胸痞，脘胀，食少，便溏，四肢不温，口渴，喜热饮。痰浊上逆而呕吐，宜温中、降逆、和胃、止呕……

不要把这个病例看得太复杂，也不要把七年顽固病看得太神奇，其实本案的呕吐，包括了痞、晕、呕、渴等症状，是典型的痰饮呕吐，其处方中就有小半夏加茯苓汤在内，所以取得很好的疗效。

通过上述，我们可以想到，有不少肠胃病呕吐，本来不难治，只是搞不清各种呕吐的临床特点，辨证思路不清，诊断不明确，或责任心不强，才把一些本来很容易治愈的病，当成顽固病，使病人遭受了不少痛苦。

反　胃

反胃，或称"翻胃"，或称"胃反"，都是一回事。它和蓄饮的呕吐不同，蓄饮是呕吐痰水，并且是蓄到一定程度才呕吐，反胃是呕吐所进的食物，朝食暮吐，暮食朝吐，只要进食，就必吐出，而且必须吐尽，像是把胃翻过来一样。除此以外，蓄饮呕吐，多兼有渴、痞、眩、悸等症状，而反胃没有这些症状。蓄饮由于不常呕食，且常能间歇多日不吐，饮食物一般可以少量进入大肠，所以对于大便的影响不大，而反胃则由于呕吐频繁，每日必吐，饮食不能进入大肠，就会数日或十数日，甚至数十日大便一次，而且坚涩异常，形如羊屎，人们多认为这是胃脘干枯。

胃反的形成，实际多是胃的下口——幽门梗阻。这些梗阻，可能是炎症产物，如瘀血、稠痰，或炎症变形，如瘢痕狭窄、水肿，以及肿瘤或其他脏器肿瘤压迫等。此外，胃反病人往往大便干如羊屎，排便不畅。大便不畅反过来更使饮食不入，食入即出，形成恶性循环，也是胃反不可忽视的一个重要原因。

大便不通畅，也是反胃的重要因素之一，因此治疗反胃，就离不开消除梗阻和润肠通便，或止呕的同时润大便等几个方面。

1. 消除梗阻

李时珍的《本草纲目》载有一治胃反方：柿干三枚，连蒂捣烂，酒服（黄酒）甚效，切勿以别药杂进。他又引用《经验方》一段记载：有一家三代，都死于胃反病，后来到了孙辈，得了一个秘方，用柿干和干米饭天天吃，绝对不喝稀饭，也不喝水，结果治好了。根据"绝对不喝稀饭，也不喝水"，而且柿干烧灰外涂又能治臁疮腿，敷在舌上能治鹅口疮，内服能治大便干燥或下血，可知柿干有清热、润便、燥湿、化痰、收敛愈合溃疡面的作用。所以这样的反胃，可能是食道或胃有腐烂面，或有黏性分泌物的缘故。

2. 止呕与润便同用

《金匮要略》记载："胃反呕吐者，大半夏汤主之。"大半夏汤组成：

半夏120克，人参20克，白蜜200克。

用水600克，加入白蜜，再用勺扬水几百遍，使水和蜜混合得极匀，用此蜜水煎上面二味药，使水减一半后，取下，分两次服。

本方用半夏止呕，用人参养胃，并且蜜内加水，扬之几百遍，使水蜜融合得极匀，以润肠胃，通大便。

这就为后世治胃反病提示了治疗原则。如朱丹溪治反胃，用韭菜捣汁搅在牛奶里喝，或韭汁兑入童便喝，韭汁能散结气，与半夏的作用有些相似。牛奶润肠，童便滋润，也和大半夏汤内加蜜的作用相仿。不过韭汁还有散瘀血的作用，如果梗阻部位充血、郁滞，用韭汁就更为适宜。

3. 润肠通便

《局方发挥》有这样一个故事：台州有一个医生，得了噎膈病。这人工作很勤劳，经常喝酒，面色白，脉搏涩，重

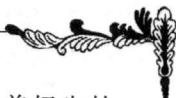

按则大而无力。朱彦修叫他辞去工作，住在一个养奶牛的人家里，每天都取新牛奶用火加温饮之，每次饮一杯，一昼夜饮 5～7 次，别的食物一概不用，逐渐加量到每天八九次。这样，半个月以后，患者的大便就不干燥了，约有一个多月的时间，病基本上好了，仅仅有时口发干，这是酒毒未解，令其在口干时饮以少量的甘蔗汁。

从这个病案来看，朱彦修认为，患者由于工作劳心，又嗜酒耗伤胃肠津液，以致大便干燥又使食物难下大肠，才出现噎膈病。所以只用牛奶润胃肠，使大便通畅之后，饮食也就正常了。

这个医案也说明了这样一些问题，一是治反胃证的大便燥结，单靠草根树皮不行，牛奶是动物药，最能治胃枯燥，而且要持之以恒，较长期地服用。二是避免过度的脑力劳动，避免燥烈辛辣的饮食，以保持胃肠的津液。因此，苦寒泻下药，辛燥止呕药，都不利于胃肠津液，都必须禁用。

胃反这一病名，有时很近似西医学所讲的胃下垂。《普济方》治胃反呕吐，用刺猬皮焙焦，研末，酒服，或者加入调味品浸渍后烧熟了吃。《摘玄方》治大肠脱肛，用刺猬皮500克，焙；磁石，煅，15克；桂心15克。共研细末，每服6克，米汤送下。《普济方》用刺猬皮治胃反呕吐，相当于治胃下垂所出现的呕吐。记得曾有一个老药工，传一治胃下垂的秘方：刺猬皮，剪成小块，另将白矾入铁勺加热溶化，俟矾见热发泡，将沸的时候，把刺猬皮倾入矾中炸酥，成老黄色，再急倾入铁筛中，使矾从筛孔中漏下，净剩猬皮，取出研成细末，每服9克，米汤送服。

由于猬皮能治胃反吐食，所以《本草衍义》说："蝟皮

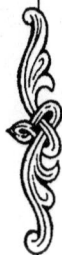

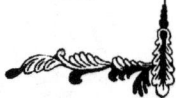

能治胃反，'蝎'这个字，一旁是虫，一旁是胃，很有道理。"
（注"蝎"即"猬"）

噎膈

　　噎膈，是食难下咽的意思，它和胃反在病理方面有时相同，如炎症、炎症分泌物以及食道狭窄等，但病变部位有差别。反胃的病变部位多在下部幽门或十二指肠，而噎膈多在食道或胃上口——贲门。所以反胃是食入一段时间后，又复吐出，如朝食暮吐，暮食朝吐，而噎膈是食不得入，或食入之后又即时吐出。

　　由于噎膈和反胃的病理有时相同，所以治疗方药有时可以互用。周慎斋把噎膈分为痰膈、血膈、气膈等，就是根据炎症渗出物有的是痰，有的是血，而痰血又能阻碍气机升降的缘故。

　　徐灵胎曾说："膈乃胃脘干枯之症，百无一生。"陈修园也说过："膈症既成，只不过尽人事而已。"徐、陈两人之所以说膈症绝对不能治，这是指的现代恶性癌瘤说的。恶性癌瘤的情况下出现的噎膈，在目前来说，确实仍无办法。但是有不少噎膈患者，之所以食难下咽，并不一定在于肿瘤本身，而往往是受阻于肿瘤的大量分泌物。辨证用药，虽然不能消除肿瘤，但是消除这些分泌物，改善症状是可能的。

　　下面列举一些治噎膈的简便效方。用这些小方消除炎症渗出物，消除癌瘤的分泌物，或消除由癌瘤阻碍所引起的瘀滞物，使食道暂时畅通，也是有益的。

1.《中医验方汇选》：威灵仙 30 克，水煎，三付，每煎分两次服，四小时服一次，一日服完，连服七天，停药一天。全疗程为一个月。已治愈七人。

2.《千金方》：常吃干粳米饭。

3.《得效方》：治翻胃，惟食干饭饼饵，尽去羹饮水浆，药亦用丸。调理旬日，奇效。有人三世死于胃翻，至孙收效于此方。

4. 炭末，罗细，丸如弹子大，含少许，细细咽津即下。

5. 一患者，年过五旬，患噎膈，在济南某医院 X 光拍片，诊断为食道贲门癌，表示无治法。先生处方，用月石 9 克，柿霜 30 克，共研细末，每服 3 克，少与温开水送服。服后大吐涎沫，满口不断，进食即觉通畅（以后未再追访）。

6. 常庄公社一噎膈患者，多方治疗不愈，后因不断饮大量浓茶，自愈。

7.《证治准绳》记载："得药不反，切不可便与粥饭及诸饮食，每日用人参 15 克，陈皮 6 克，作汤细啜，以保胃气。"

除以上诸治湿痰方以外，还有治血方。据文献记载，有的噎膈患者，饮生鹅血后，呕出大量瘀血而愈，这应当是食道内血肿。《医学衷中参西录》引杨素园的话说："此证与失血异证同源，血之来也暴，将胃壁之膜冲开，则为吐血；其来也缓，不能冲开胃膜，遂瘀于上脘之处，致食道狭窄，即成噎膈。"至于为什么血会郁滞在胃膜之下，常见的原因是：用力过猛，或卒经撞打。

古人称噎膈病为神思间病。神思间病，就是思想有压力，有顾虑，不痛快的意思。因此，劝导病人放下思想包袱，也是非常重要的。用些开郁理气的药，也常取得很好的效果，下列诸方，有利无弊。

和中畅卫汤（《易氏医案》）：

炒香附2.4克，苍术2.4克，贝母2.4克，连翘（去心）1.5克，川芎1.8克，炒神曲3克，沙参3克，桔梗1.2克，南木香0.15克。大剂煎，徐徐呷之。

启膈散（《医说》方）：

沙参，丹参，茯苓，川贝，杵头糠，郁金，砂仁，荷叶蒂。共捣粗末，清水煎服。

以上两方，药量不要过大，过大反影响疗效。

徐灵胎批《临证指南医案·反胃门》云："果系膈症，百无一生，不必言治。"又说"此症年过五十者不治"。这是指恶性肿瘤所形成的噎膈症。但是临床所见，肿瘤的发病率，老年人确实比青壮年多些，但是青壮年也不是绝对没有，老年人的噎膈，也并非全是恶性肿瘤。因此我们对于噎膈病的诊断，有必要借助西医学，但在治疗方面，既不要掉以轻心，也不要被个别的西医诊断吓倒。因为有不少被西医诊断为癌瘤而宣判死刑的患者，却运用民间流传的单方、小方治愈，或症状得以改善。

嘈　杂

"嘈杂"原是众声喧闹的意思。它用在医学上是形容胃中像发酵一般，懊侬不宁，有似饥非饥，似痛非痛，难以名状之感。有的兼有嗳气、恶心或痞硬、胀满等症状。这些症状，只要和嘈杂一症并存，就应以治嘈杂为主，适当加入一些照顾兼症的药物。只有在不兼嘈杂的情况下，嗳气、恶心、痞满等才另有专治。

1. 痰火嘈杂

嘈杂是由于平素饮食没有规律，黏、滑、腥、冷杂进，伤了脾胃的冲和之气，不能正常消化吸收，日积月累，变成痰饮，留滞在胃脘而形成的。

嘈杂既然是稠痰浊饮留滞在胃脘之中，所以调和胃气、消除痰饮，就是治疗嘈杂的首要方法。又因为黏腻油腥等物，不但容易酿成浊痰，也容易郁而化热，所以在治痰方中，有时还要加上一些清热泻火药，以保持胃的冲和之气。此外还有一个重要问题，就是要健胃。因为胃本身是消化器官，如果人有一个健康的胃，对于饮食物能消化吸化，本来是不会形成痰饮的，既然形成了痰饮，就已经提示患者的胃并不太健康，尤其在病程太久，影响进食，或荤腥杂进的情况下，胃就不能发挥正常的作用。因此，治疗嘈杂，除消痰、清火外，健胃也是一个重要环节。即使经过治疗，嘈杂症状已经消失了之后，在一定的时期内饮食也要清淡一些，使胃得以休息将养，以巩固疗效，防止复发。

下面就列举几个这方面的方剂，以备应用。

（1）生姜半夏汤（《金匮要略》）：

半夏60克，生姜汁一杯。

用水三杯，煮半夏，至水剩二杯时，去半夏，入生姜汁，再煮至一杯半，离火使温，每6小时服一次，分4次服完。

本方就是小半夏汤去生姜，改用生姜汁，这也是中医学治嘈杂的第一张方剂。生姜汁比生姜更能和胃，少服频服，以散胃中的痰浊。

（2）加味小陷胸汤（《证治准绳》）：

黄连9克，半夏6克，瓜蒌半个，枳实3克，栀子3克。水煎服。

本方能清痰、清热，又有枳实消痞，适用于痰火嘈杂兼觉痞胀的患者。

（3）加味三黄丸（《万病回春》）：

苍术60克，醋炒香附60克，姜妙黄连18克，酒炒黄芩60克，童便炒黄柏45克。

研末打糊为丸，绿豆大，每服七八十丸，卧时清茶送下。

本方有苍术燥湿，三黄清热，适用于湿热痰火，嘈杂泛酸。

（4）三圣丸（《医统》）：

白术120克，炒黄连50克，橘红30克。共研细末，作丸服。

本方用黄连清热，橘红调气，白术促进胃的吸收功能，适用于嘈杂兼泛酸的患者。作丸常服，既能消除症状，又可巩固疗效。

把上述各方的药物综合起来分析一下，苍术、白术都是健胃药，芩、连、栀、柏都是调气祛痰药。掌握了这些药物，再根据病情，加以筛选配伍，痰多的多用理气祛痰药，热重的酌加清热泻火药。胃太弱或久病体弱的，配入健胃药。这样，对于治疗嘈杂，一般是没有困难的。

2. 血少嘈杂

嘈杂除了上述属于痰火者，还有一种名血嘈，它是血少嘈杂，和一般的嘈杂治法不同，要特别提出来讨论一下。

一般嘈杂，是不分昼夜的，而血嘈却是白天不嘈，每到半夜才嘈起来，往往把人嘈醒，常兼有心慌心跳。因为夜间属阴，所以血嘈实际是胃阴虚形成的嘈杂。"血少"也就是阴虚的意思，不要和西医学所说的贫血混成一回事。

阴虚是津液亏少又有内热的表现。胃病出现阴虚，往往是胃本身有炎症，病人感觉不舒服，经常服用消痰、泻下、消导等药，就会胃热未消，胃阴先亏，形成血嘈。因为胃里的痰浊，也是阴液所化，如果频频给与克伐药、消导药，专门除痰而不注意保护胃阴，消痰就形成了变相的消烁胃阴，所以就造成了血嘈。另外，如患者曾患过别的伤阴的疾病，或是久病耗伤胃津（如长期呕吐），也能致成血嘈。

血少嘈杂和一般嘈杂，可以根据下列情况作出鉴别：

（1）必是胃阴受到耗伤而促成的。因此多出现于久患呕吐或者屡用消食化痰药之后，或其他热性病伤及胃阴之后。

（2）所谓血少，实质是局部胃阴虚，夜间属阴，所以往往夜间嘈醒。

（3）吃猪血可以缓解。

血嘈既然是胃阴虚，所以治疗时就应当以补血养阴药为主，尤其是生地、熟地、白芍、麦冬等养阴药，本身就具有退内热的作用，治疗时更为常用之药。如果还需要加入清热、消痰、健胃药的话，如栀子、黄连、半夏、白术、茯苓等药，也要少于补血养阴药，因为这些药大都有苦寒伤津的缺点，和补血养阴药是相矛盾的。

现列举几个治血嘈的方剂如下，以便于临床选用。

（1）当归补血汤（《万病回春》方）。治血少而嘈。

当归、白芍、生地、熟地各9克，人参1.5克，白术、茯苓各2.4克，甘草0.6克，麦冬、栀子仁、陈皮各2.4克，朱砂0.6克（研冲），乌梅一个，炒粳米100粒。

本方就是八珍汤去川芎加麦冬、五味子、生地、栀子、陈皮、朱砂。要注意方中四物汤的用量大于四君子汤三倍有余，又加麦冬、五味子、生地，说明本方是养血生津为主。不兼见心慌心跳的，朱砂可以不用。

（2）养血四物汤（《寿世保元》方）。治血虚嘈杂，兼有火郁。

当归9克，川芎4.5克，白芍（炒）6克，熟地（姜炒）12克，人参6克，白术4.5克，茯苓6克，半夏（姜炒）6克，黄连（姜炒）2克，栀子9克，甘草2.5克，生姜2片。水煎服。

泛　　酸

胃中痰火而有酸味上泛的，叫做泛酸。古人把酸水上冲咽喉，还没有来得及吐出，又复吐咽下，好像咽了一口米醋似的，叫做吞酸；酸水直从口中吐出的，叫做吐酸。其实吞酸吐酸，都是胃酸过多，所以这里把二者合称为泛酸。

《内经》曾讲："诸呕吐酸，皆属于火。"但是临床证明，来不及吐又复咽下，酸味刺心的，确实是属于火。朱丹溪认为肝属木，其味酸，称之为肝火燥盛。至于吐酸，也多属于火，但有些患者大吐无声，连食吐出，并且面黄肌瘦，肢体倦懒，大便溏薄，则不是火而是寒。所以治疗泛酸，有适合于用寒凉药的，也有适合于用温热药的，应当根据不同的情况采取不同的方剂。

1. 火性泛酸

（1）左金丸（朱丹溪）

治肝火燥盛，吞酸吐酸。

黄连、吴茱萸（盐水泡）。

上药用量，以六比一的比例配合起来，研成细末，水泛为丸，或以米粥调和作丸亦可。每服9克，热水送服。

泛酸多是慢性胃病的反应，服药暂时有效，也不等于痊愈，必须坚持服药到一定时期，才有治愈的希望。因此左金丸也以少量久服为最好。据先生经验，每次只服3克，每日服2~3次，连续服用，不可停顿，一般服至30~60克，就有显效。即使是较重的病人，一般也不会超过120克，疗效巩固可靠。此方最好丸服，不要煎服，丸服可以使药持续作用于胃肠，使胃肠壁黏膜早日恢复正常。若服煎剂，短期服用不能巩固疗效，长期服用，又给病人增加麻烦，而且药物的浪费太大，疗效亦差。

（2）茱连丸（《寿世保元》）

苍术、陈皮、半夏、茯苓、黄连、吴茱萸各30克。蒸饼作丸，绿豆大，每服30~50丸，白滚汤送下。

此方的作用和左金丸基本相同，只是比左金丸多了二陈汤和苍术，去痰湿的力量大些。又因黄连的比重，本方比左金丸少，所以适合于郁热不太重，或者有服左金丸觉得胃中发凉的病人。

2. 虚寒泛酸

（1）吴茱萸丸（《寿世保元》）

苍术30克，吴茱萸15克，肉桂15克，陈皮15克，炒麦芽15克，炒神曲15克。为末，粥和为丸，梧桐子大。每服60丸，米汤水送下。

本方除用苍术燥湿外，又有吴茱萸、肉桂等热药，助火以暖胃。陈皮、麦芽、神曲消食行气，所以适用于泛酸症之兼有饮食减少，大便稀薄，手脚发凉等胃气虚寒的病人。

吴茱萸治疗胃寒泛酸，这只是一个启发性的例子，临床不一定拘守此方，只要在制酸药中加些温热药就能有效。譬如理中汤加黄连就是。因为方中有干姜温胃，人参、白术、炙甘草补胃，黄连去湿热制酸。

（2）广济槟榔散（《外台秘要》）

槟榔16克，人参6克，茯苓8克，橘皮8克，荜茇6克。共捣为散。早晨空腹时用生姜和药3~4克，温水送下。

本方的作用和前方相同，只是槟榔泻痰水的力量和人参补胃气的力量，都比前方大。

除上述各方外，还有一些制酸药的小方单方，可以选择配合使用。

（1）煅瓦楞、煅牡蛎、乌贼骨，具有制酸的作用，可以单味服，也可以加入其他煎剂中服用。

（2）生嚼核桃仁、花生仁，煮食萝卜片等，有助于缓解胃酸。

痞　硬

正常人在饮食物已经消化之后，胃脘部触摸按压，一般说是柔软的。如果按之觉得发板发硬，或者病人有似闷似痛的感觉，这叫做胃脘痞硬。胃脘出现痞硬，不但其硬度有似硬、较硬的差别，就是摸到的形状也不一样，有的是弥漫性痞硬，没有明显的边缘，有的则边缘清楚，像一只瓷盘嵌在那里一样，不但能摸到，甚至可以用手指沿边压下，好像可以掀起似的。胃脘痞硬，实质是胃壁或胃周围有炎症的反应。从中医角度来分类，有水饮、湿热、胃虚、胃寒之分，在慢性胃病中，以水饮和湿热占的比例为最大。现将胃脘部各种痞硬的特点治法，介绍如下。

1. 水饮结聚的痞硬

水饮致成的痞硬，实质是胃壁或兼胃周围水肿，多出现在慢性胃炎的患者，常舌质胖大，口干多饮，饮不解渴，并且小便量大都比正常人少，有的舌上能出现白沙苔——像一层白色的沙粒满铺在舌上那样的舌苔。

枳术汤（《金匮要略》）：

治水饮结聚的心下坚大如盘，边如旋盘。枳实、白术各15克。水煎服。

本方散水消痞，药简效速，被称为健脾导滞的基本方。金·张元素将本方白术用量倍于枳实，作成丸剂，名枳术丸，治疗胃虚有湿，食不消化，气壅痰聚，胃脘痞闷等症。李东垣又把枳术丸加味，制成枳实消痞丸，治胃脘痞闷胀饱，嗳气厌食，大便不调等症，功能开胃进食，是有效的名方。

枳实消痞丸方：

枳实、黄连各15克，白术、人参、半夏曲各9克，厚朴12克，干姜、炙甘草、白茯苓、麦芽6克。共研为细末，汤浸蒸饼和丸，梧桐子大，每服5~10丸，不拘时，白汤送下。

2. 湿热结聚的痞硬

湿热痞硬，必舌苔黄厚，食欲不振，或兼呕吐，或兼肠鸣腹泻。治疗时以干姜配黄连为主药，干姜味辛，能散；黄连味苦，能降，这叫做辛开苦降。半夏泻心汤，就是以干姜、黄连为主药的治湿热痞硬的一张名方。

半夏泻心汤（《伤寒论》）：

治心下痞硬及呕而肠鸣腹泻。

半夏 10 克，党参、黄芩、干姜各 9 克，炙甘草 6 克，黄连 3 克，大枣 4 枚。水煎服。

3. 胃虚痞硬

这样的痞硬，有由久病胃虚出现的，有经过多次服泻下药或破气药、消导药所致成的。这是真虚假实证，它比上述两种痞硬按之更硬，或者按之则痛，服破气消导药，痞硬不但不消散，反而更会加重。应在相应的方药中，重加人参为主，才能使腹软痞消。

4. 胃寒痞硬

这是胃阳虚衰，寒凝气滞所形成的痞硬，常伴有腹泻鸭溏，脉迟肢冷，舌淡苔滑等虚寒症状，治疗时忌用寒凉药，当重用干姜，以理中汤为最好。

理中汤方：

干姜 9 克，人参 9 克，炒白术 9 克，炙甘草 6 克。水煎服。

最后附带说明一个问题：上述治痞硬的方中，用白术的不少，有用以散水行湿的，有用以健补脾胃的。用以散水的，必须生用；用以健补脾胃的，则要炒用。

食 欲 不 振

食欲不振，是什么东西也不想吃，吃什么也不香，常不觉饥饿，勉强吃些，也吃不多。这可能是肠胃本身的疾病，也可能是其他疾病影响到肠胃所出现的兼症（如发高烧、痢疾等）所致。

如果是其他疾病引起的食欲不振，那就要治疗其主病（或适当地照顾一下肠胃），主病好了，食欲也就恢复正常了。如查不出其他原因，就应以增进食欲为主要治疗目标。

食欲不振的病理各不相同，有些医生，一听病人诉说食欲不振，就想到山楂、神曲、麦芽等消导药，其实治疗食欲不振，并不是那样简单，消导药只适合于伤食以后的食欲不振。现将各种增进食欲的治法、方药及其适应症，列举如下，以备选用。

1. 消导

这是临床最常用的一种治疗方法。"消"，是消除；"导"，是疏导。就是把胃内过多的食物疏导开、消化掉的意思。本法适用于饮食过多，或饱食以后不注意休息，反伏案工作，致使食停胃中，出现脘腹膨满胀饱，不断地嗳出腐败难闻的伤食气味，见到食物就感到厌烦等症状。可对症选药：伤于肉食者，用山楂；伤于面食或豆类食品者，用莱菔煮服最好，神曲、谷芽、麦芽也很有效；伤于蛋类者，用陈皮煎服；伤酒者，用葛根或枳椇子煎服。总而言之，一物一治，可单味用，也可几味合起来用，如神曲、山楂、麦芽同用，几乎可治疗一切伤食病。此外，民间验方，常用所伤的食物，用火焙成炭，研末服用。譬如伤了米饭，就用米饭在炭火上焙焦，伤了面饭，就用馒头焙焦，研细以后，用温开水和服，或搅在稀粥里服下，对于伤食轻症，也很有效。

消导的主要目的，是消去胃里的陈旧食物，而不是像健脾药那样加强胃的消化机能。因此，与健脾药对比而言，消导法是消极的治法，而健脾法才是积极的治法。譬如说脾胃消化功能弱，最容易伤食，而停食之后，又必影响消化力，因此健脾有利于消食，消食又有利于健脾，所以有些伤食的人，需要在消导药中酌加一些健脾药。尤其是对经常伤食的病人，更要这样。清代名医尤在泾曾有这样一段话："饮食物停滞在胃脘，虽然可以用消导药治疗，但是要使这些药物发挥消导作用，还必须依靠胃气运行药力。"所以对于经常吃消导药而仍伤食的人，先生常在这些消食药方中，加入人参9克，效果非常好。

凡用消食药开胃进食，一般是一剂当见效，如果服二三剂后，食欲仍不增进，就应当考虑采用健脾的方法。

2. 健脾

饮食物进入胃中，全靠脾来运化，如果脾气虚弱，不能运化，就会见食即饱，所以治疗食欲不振，有时要用健脾药。健脾主药是人参、白术、山药、白扁豆、莲子肉等。也可在这些健脾药中，加入少量的消导药，如神曲、麦芽等，更有利于健脾，常用的方剂有：

（1）异功散（钱氏方）：治脾胃虚弱，饮食少思。

人参，白术，茯苓，炙甘草，陈皮。

上药各3克，加生姜、大枣，水煎服。

（2）参苓白术散（局方）：治脾胃虚，饮食不进。

本方即异功散加山药、莲肉、白扁豆、苡米、桔梗、砂仁，研为散，米汤或枣汤送服，亦可煎服。

（3）资生丸（缪仲淳方）：健脾、开胃、消食。

即参苓白术散再加山楂、神曲、黄连、白蔻仁、泽泻、藿香、炒麦芽、芡实。共研细末，炼蜜为丸，每丸重6克，每服一丸，淡姜汤送下。

3. 补火

健脾虽然是增强消化的主要方法，但是临床证明，只健脾有时效果并不理想，若加入温补下焦的药物，才能起到健脾的作用。因此，增强脾胃消化力的办法，除了健脾，还有"补火"一法。

补火，是指用热性药温补命门，"命门"是什么呢？从其性质来说，是下焦属火的器官，有温养脾胃的功能。所以当食欲不振，又有下焦虚寒的症状时，如大便溏泻，四肢常冷，则采取温补命门火这一方法，对于增进食欲，能起重要的作用。

《本事方》有这样一段记载：有人全不进食，曾服过不少补脾药，都不见效，后来给予二神丸（补骨脂、肉豆蔻两味补命门药组成），服后很快就好了。又记载有个黄鲁直老先生，尝把菟丝子用水淘洗干净，用酒浸了以后，晒干，每天取几茶匙，用酒送服，十天以后，食量比以前增进不少。

补骨脂、肉豆蔻均属下焦温热药。菟丝子味苦性平，虽然不热，但也是入下焦肝肾的强壮药。可见温补下焦，对于健补脾胃，也很重要，这在中医术语中叫做"补火以生土"。但是入命门的补火药，都有燥大便的作用，因此凡大便秘结的病人，多不属于命门火衰的类型，也不宜用补骨脂、肉豆蔻等药。

4. 养肝

肝在五行中属木，木味酸，能克脾土，所以肝气太旺和肝火炽盛的人，会出现胸胁满闷，或胃中泛酸，影响进食。但是反过来，肝气不足，也会影响食欲，这叫木不疏土，当以养肝为治。消谷丸效果最好。

消谷丸方（《沈氏尊生书》）：

麦芽 90 克，神曲 180 克，干姜（炮）、乌梅（炒）各 120 克。

上药研细末，炼蜜作丸，如梧桐子大，每服五十丸，黄酒或米汤水送服，一日三次。不作丸，用水煎服，效果也一样。

慢 性 肝 炎

先举一治例：呼某，男，28 岁，已婚，农民。1980 年 10 月 21 日初诊。患者因情志不畅致右胁疼痛，脘腹胀闷，纳呆，肢困。肝功能反复损害已五年余，曾服多种保肝西药及疏肝中药，病情时轻时重。近月来，右胁疼痛增剧，时而左胁亦痛，饮食欠佳，厌食油腻，哕逆嗳气，脘腹胀闷，食后尤甚，头晕脑涨，神疲乏力，体瘦面苍，舌质淡，苔薄白，脉沉弱。处方：

木瓜、三棱、莪术各 6 克，生麦芽、生扁豆、刺蒺藜各 10 克，生黄芪 12 克，乌梅、甘草各 3 克。五剂。

复诊：药后胁痛大减，胃纳好转，仍头晕乏力，舌脉如前。原方继服六剂，诸证皆除。嗣后肝功能检查，恢复正常，迄今未发。

先生认为，慢性肝炎要疏肝必先养肝，故以乌梅配以木瓜之酸养肝阴，既能养肝，又能益胃；疏肝不用柴胡而用生麦芽，生麦芽有疏肝之效，而无劫阴之弊。治肝多先健脾，不用白术健脾而用生扁豆和中健脾，这是因肝喜柔而不喜刚的缘故。用三棱、莪术理气中之血，血中之气。配黄芪则不伤气，更能增强三棱、莪术化瘀之效。因久病入络，故刺蒺藜与生麦芽合用，既善于疏肝，又搜剔血络之邪。

肝炎是西医病名，中医治疗，贵在辨证用药，切勿陷入"炎"性病变的西医框框里。因此，辨证用药，要顺应中医肝之特性，切合中药之性味归经，方可取得理想的效果。此方乃先生自创，对于迁延性肝炎之气虚血滞者，颇有疗效。先生常以此方为基本方，加减治疗慢迁肝，疗效可靠。我们亦常用此方改汤为丸，治疗各种慢性肝病、脂肪肝、早期肝硬化等。

肝硬化腹水

肝硬化而出现腹水，这是本虚而标实。本虚只能缓图，标实则需急治，故消水是当务之急。消水之法，淡渗之剂已不起作用。而用攻劫之品，如甘遂、大戟、芫花之类，虽有消水之效，但走泄真气，施于肝功能将竭之际，嫌有虚虚之弊，所以常是初用稍效，继续攻劫则效果不显，最后还是归于不治。至于保肝治本，必须温之养之，疏之导之，故药物务求和平，目的是希望已硬部分能有所改善，至少能保存其未硬部分。先生曾用腐泔猪胆方治愈数人，有的腹水消后数年未见反复。其方如下：

鲜猪苦胆一个，豆腐浆一大碗。将豆腐浆加热后，搅入猪胆汁饮之。如无鲜猪胆，用干者置水泡开亦可用。

豆腐浆即腐泔，系指豆浆用卤水点过成脑之后，在筐中积榨时所滤下的水。《本草纲目拾遗》称其能"通便下痰，通癃闭，洗衣去垢腻"。腐泔除有卤水点者外，亦有用石膏点者，《药性考》称其俱能清热。但先生用时，必告病家取用卤水点者，这是因为卤碱《本经》称其能"下蛊毒"，《别录》认为能"去五脏肠胃留热结气，心下坚"之故。

胆汁本生于肝，对肝当有亲和之力，加之腐汁兼有卤性者，有行宿水之功，而无攻劫之弊。但腹水消后，并不等于痊愈，还必须考虑治本善后。治本必须养肝，兼以活血化瘀。先生用药是这样：养肝不用峻补，而用酸温之品。如乌梅、木瓜等。疏肝不用柴胡而用生麦芽，因其具有甲木生发之气，且有消积化坚的作用。化瘀不用桃红而用生山楂，因其味酸养肝，化瘀而不峻。上述养肝、疏肝、化瘀之中，还必须佐以和胃，盖因肝病必及土故也。以白扁豆、玉竹和胃，而不用苍白术理脾者，以肝喜柔而畏动故也。此方药量不宜过重，但要多服，因药性平和，故可久服而无弊。因此，先生常用此方治肝硬化、迁延性肝炎，用之亦常有效，且可防止肝炎向硬化发展。

失　眠

《灵枢·邪客》说："卫气者，出其悍气之疾而先行于四末、分肉、皮肤之间而不休者也，昼日行于阳，夜行于阴，常从少阴之分间行于五脏六腑。今厥气客于五脏六腑，则卫气独卫其外，行于阳不得入于阴。行于阳则阳气盛，阳气盛则阳跷陷（《甲乙经》"陷"作"满"。按："陷"是"满"字之误）。不得入于阴，阴虚，故目不瞑。黄帝曰：善！治之奈何？伯高曰：补其不足，泻其有余，调其虚实，以通其道而去其邪，饮以半夏汤一剂，阴阳已通，其卧立至。"

　　这是中医学对于失眠证病理、治则的最早论述。半夏汤也是治疗失眠证最早的方剂，"行于阳，不得入于阴"，即"阳不归阴"。阳之所以不得入于阴，是因"厥气客于五脏六腑"，而五脏六腑之厥气又有虚实之分，于是根据虚实，"补其不足，泻其有余"，以"去其邪"而"通其道"。若"阴阳已通"，则"其卧立至"。这说明治疗失眠证大法，重在调治五脏六腑的虚实，消除内因，疏通阳气出入之道，故半夏汤方后注云，"汗出则已矣。""汗出"，就是"阴阳已通"的证明。

　　李时珍曰："半夏体滑而味辛性温也，滑能润之，辛温能散亦能润，故行湿而通大便，利窍而泄小便，所谓辛走气，能化液，辛以润之是矣。"秫米，即粟米之黏者，李时珍谓"能益气阴而利大肠，大肠利则阳不盛矣。"可见半夏与秫米合用，黏而且滑，有滋燥和胃之功，辛散之性，又有助于利窍而接引阳气，故能达到"病新发者，覆杯则卧，汗出则已矣，久者三饮而已也"之效。

　　半夏汤虽治失眠，但不是治疗一切失眠证的必效方剂。因为五脏六腑的虚实不同，究竟是何脏何腑？阴、阳、气、血、痰、食，何虚何实？怎样才能"去其邪"？怎样才能"通其道"？还需要据情分析，不加分析，空谈"引阳归阴"，是不能应付临床极端错综复杂的失眠证的。下面列举古人与先生之方治，作为举一反三的提示。综合而言，不外热、心、肝等。

1. 治热

　　《伤寒论》（新辑宋体）第 76 条曰："伤寒吐下后，虚烦不得眠，若剧者，心反复颠倒，心中懊憹，栀子豉汤主之。"这是邪热结聚胸膈，以致阳不归阴。栀子清热除烦，豆豉宣发透达，解表除烦，有引阳入阴的作用。

《伤寒论》第61条曰："下之后，复发汗，昼日烦躁不得眠，夜而安静，不呕不渴，无表证，脉沉微，身无大热者，干姜附子汤主之。"脉沉微，是下之后里阳已虚；不呕不渴无表证，是病不在三阳；身无大热。是尚有微热，这说明身微热是里阳虚导致阳不归阴。在夜间，已虚之里阳不外出与邪争，两不相涉，犹相安无事，而昼日，本有身微热，卫气又欲行于阳，这不但不能归阴，且与式微之里阳更有表里分弛之势，故烦躁不得眠。干姜温中，开里阴之结；附子善走，温通内外。尤其是干姜，性热味辛，热能温，辛能散能通，一物具备通表里，接合阴阳之妙用。《千金方》治虚劳不眠，用干姜为末，汤服三钱，取微汗出，也是在里虚寒的情况下，用以引阳归阴。

以上几例，或有身热，或身微热，都说明是卫气行于阳不得入于阴，是典型的阳不归阴。但失眠症是精神活动的失常，精神的本体叫做神，神藏于心。精神活动起来——"随神往来者谓之魂"，魂是藏于肝的，所以失眠症从本的方面来说，虽有五脏六腑之分，但从标的方面来说，没有不通过心肝二脏的。因此，失眠症除伴有身热或身微热者当划入阳不归阴这一类型外，还当据烦躁、怔忡、惊悸、舌色、脉象等，找出重点和特点，以心肝两脏分类。

2. 治心

《伤寒论》第303条曰："少阴病，得之二三日以上，心中烦，不得卧，黄连阿胶汤主之。"本证是肾阴亏虚于下，心火独炽于上，常兼舌赤苔少，脉沉细数。这是水不济火，心肾不交，以黄连黄芩泻心火，鸡子黄养心阴，白芍、阿胶滋肝肾之阴。这是补水泻火，使水升火降，则烦躁消失而入睡。

若心火结而不降，不能与肾水相交，当用黄连泻心火，反佐少量肉桂以纠正黄连之苦寒凝敛，使之有利于心火的行散。火下行，水就会上达，阴升阳降，取义于六十四卦之地天泰，故名交泰丸。

心肾不交重点在心火过盛，故以泻心火为主，以上二方为准则。若重点在肾水不足，心烦不如前者严重，治当滋肾阴以制心火，宜六味地黄汤、丸，或其他补肾填精之药，久服以收功。这里滋肾阴只是手段，其目的仍在制心火，邵新甫所谓"壮水之主，静以制动"就是这个意思。

以上为交通心肾法，另外还有补脾养心法。因脾主思，忧思伤脾，必耗心血，就会怔忡少寐，心悸不安，乍寐乍醒，脉涩神虚。如《灵枢·营卫生会》篇所说："营气衰少而卫气内伐，故昼不精，夜不瞑。"此主证在心，病因在脾。除清心静养，药物当以养荣益气之药补脾化荣，或少加清火、镇静之品，如养心汤、归脾汤等，随证选用，并屏绝杂念，持之以恒，日久自能痊愈。或用鹿角胶一味，热酒化服，以血肉有情之物，更易收到益血填精的效果。以上是治心安神为主，下面讲治肝安魂之法。

3. 治肝

先举一个治案：徐某，中年女性，工人，济南市人。1990年2月13日就诊。患者一周前做人流手术，身体较弱，睡眠欠佳，不烦躁，近二日竟发展至昼夜不能入睡。服用安定片亦无效，舌质淡胖大，边缘有齿印，脉弱而无力。处方：

珍珠母 45 克，龙骨 18 克，柏子仁 9 克，熟地 24 克，黄连 1.5 克，茯苓 12 克，炙甘草 6 克，薄荷 3 克（后入），酸枣仁 9 克，水煎服。

上方服完一剂后，即能入睡，共服三剂，睡眠如常。

此方实本许胤宗之珍珠母丸，去人参、当归、犀角、沉香，加黄连、炙草、薄荷，因药房缺龙齿，故改用龙骨。

中医认为人卧则魂归于肝，肝虚不能藏魂，故以珍珠母入肝为君，龙齿亦有安魂镇静作用。酸枣仁、柏子仁亦皆养肝益血之品。肾为肝之母，故用熟地滋肾以养肝。加少许黄连薄荷者，因此虽属肝虚之证，但不眠之症，最易引起心火，虽暂不烦躁，亦少加黄连，以防心火内生，也符合珍珠母丸使血充而不热之方义。由于本方用大队补肝之品，为使补而不壅，故又用少许薄荷以疏肝。

《金匮要略》曰："虚劳，虚烦不得眠，酸枣仁汤主之。"酸枣仁养肝敛魂；佐以茯苓，宁心安神；知母清热润燥，滋肾以养肝，清热以安神；炙甘草奠安中土，以养五脏；尤妙在川芎一味，辛温走窜，在大队敛润药中，用以条达肝气，有调和阴阳的作用。本方在《千金翼方》中加麦冬、干姜，治伤寒吐下后，心烦气乏不得眠，更有利于接合阴阳。

酸枣仁汤适用于肝不藏魂的虚烦证。所谓"虚烦"之虚，有两种涵义：一是无痰饮宿食，故谓之虚；二是五内枯燥，荣少血虚。肝不藏魂，除肝血虚、肝阴虚之虚证外，又有肝气郁结的实证而致者。如李延昰《脉诀汇辨》载："新安吴修予令侄，烦躁发热（发热就是阳不归阴），肌体骨立，沉困着床，目不得瞑者，已三年矣。大江以南，迎医几遍，求一刻安卧，竟不可得也。余诊其肝脉沉而坚。此怒火久伏，木郁宜达也。以柴胡五钱，白芍药、丹皮、栀子各三钱，甘草、桂枝各五分，日晡方进剂，未抵暮而熟寐，至旦日午后未寐……至夜分方醒。"前证宜敛，此证宜散，前为肝虚，此为肝实，"调其虚实"，达到肝魂安于其宅，自然就目瞑了。

又《冷庐医话》引《医学秘旨》云："一人患不睡，心肾兼补之药，遍尝不效，诊其脉，知为阴阳违和，二气不交。以半夏三钱，夏枯草三钱，浓煎服之，即得安睡。"陆定圃作解曰："盖半夏得至阴而生，夏枯草得至阳而长，是阴阳配合之妙也。"什么"得至阴而生""至阳而长"，关键在夏枯草辛寒散肝火之结，佐以半夏，走气化液，使结散气行，阴阳气和，人得安睡。与前方相较，是结有轻重，火有微甚之别罢了。

又有痰火郁于胆经，肝胆相聚，影响肝魂，必惊悸不眠，口苦心烦。有痰用温胆汤，无痰用桑叶、栀子、丹皮等清泻少阳，使胆火得清，睡眠自然安定。

肝胆合病的，当肝胆同治。如《医醇賸义》载："无锡孙左，身无他苦，饮食如常，惟彻夜不眠，间日轻重，如发疟然，一载未愈。予诊其脉，左关独见弦数，余部平平……此实（少阳）与厥阴同病，甲乙同源，互相胶结……为制甲乙归脏汤，连服数十剂而愈。"其方是：珍珠母、龙齿、柴胡、薄荷、生地、红枣、夜交藤等味。镇肝养肝之中，兼升散少阳之郁火。

肝不藏魂，有由于肺燥的，燥则火生，金不制木。当用凉润敛降之药。方用生百合一两，养肺金以制肝木，加入苏叶9克，下气解郁，敛而且降，安魂之中，有引阳归阴之意。

失眠治肝，凡言肝虚的，都是肝阴虚，虚则补其母，当补肾。凡言肝实的，都是肝火盛，实则泻其子，应泻心。这和补肾水泻心火的交通心肾法，实有殊途同归的道理。因此，从理论上便于学习和掌握，分为治心治肝，而在症状上有时则不容易截然分开，但临床既久，融会贯通，就能得心应手，头头是道了。

4. 其他

失眠证在理论上，虽然治心、治肝条理分明，但在实践时，还要多方面吸收一些临床的成熟经验，才能开发思路，用方灵活，效果更好，现举例如下：

《宋史·钱乙传》："一乳妇因悸而病，既愈，目张不得瞑。乙曰：煮郁李仁，酒饮之，使醉即愈，所以然者，目系内连肝胆，怒则气结，胆横不下，郁李仁能去结，随酒入胆，结去胆下，则目能瞑矣。"此病虽属肝胆，但实质是因惊痰结，影响目系。若不用酒服郁李仁，只与温胆汤，即不理想。

《脉诀汇辨》："太常卿胡慕东，形神俱劳，十昼夜目不得瞑，自服归脾汤数剂，中夜见鬼。更服苏合丸，无功。余（李士材）曰：脉大而滑，痰气胶固也，二陈汤加枳实、苏子，两日进四剂，未获痊愈。更以人参送滚痰丸，下痰积甚多，因而瞑眩。大剂六君子汤，服一乃安。"本案形神俱劳，似应服归脾、养心之类，脉大而滑，又似应用二陈，枳实等药，但二方俱无效果，这除属胶固顽痰外，也因正虚邪实。所以单独补正，则顽痰更加壅满，单驱其痰，则正虚不能运药，故改用峻药滚痰丸，而以人参汤送服，扶正以驱邪，运药有力，才获得显著效果。尤其值得注意的是，二陈汤加枳实、苏子，连进两日无功，可知痰为顽痰，治疗非易。治则虽然不可游移，方药则须灵活改变。

《张氏医通》载:"一少年,因恐虑,两月不卧,服安神、补心药无效。余与温胆汤倍半夏加柴胡,一剂顿卧两昼夜,竟尔霍然。"此方与高枕无忧散,都是温胆汤加味,前者倍半夏加柴胡,后者加人参、龙眼肉、麦冬、炒枣仁、石膏而成,而且方中温胆汤六味药共计27克,而加入的人参一味就用了15克,这都是值得研究的。

从以上诸例可以看出,既要明白治疗大法,还必须灵活掌握一些用药技巧问题。

失眠证的治疗,除上述外,还有因外感而不寐的,因燥屎、宿食、痰喘而不寐的,因痛因痒而不寐的,种种原因,难以悉数。除去主因,自能入睡。此不属失眠证范围,故不一一列举。

但有的人,对各种不适的症状,耐受性不同,对上述影响入睡的主因主症,可能不甚注意,却把失眠作为唯一的主诉,医生听了主诉,易于忽视原发病,却千方百计地求救于镇静、安神等药,以致失眠证久治不愈。下面举先生实例证明。

李某,女性,年约六旬,某大学干部家属。1970年春,失眠证复发,屡治不愈,日渐严重,竟至烦躁不食,昼夜不眠,每日只得服安眠药片,才能勉强略睡片刻,先生应邀往诊。按其脉涩,舌苔黄厚黏腻,显系中脘湿热。因问其胃脘满闷否?答曰,非常满闷,并大便日久未行,腹无胀痛(其实已近月未正常进食)。此为"胃不和则卧不安",要安眠,先要和胃。处方:半夏泻心汤原方加枳实。傍晚服下,当晚即酣睡一整夜,满闷烦躁等症大都好转。又服几剂,食欲恢复,大便畅行,临床治愈。

总之,失眠证,从病理说,虽有五脏六腑寒热虚实之分，但临床家都一言以蔽之曰："阳不归阴。"其实，若从症状严格区分的话，阳不归阴必有身热，一般是身有微热。若无身热这一症状，而以心烦、舌赤为主症，反映为水亏火旺的，叫做心肾不交；精神不振，怔忡心悸，脉虚血少的，叫做心脾两虚；精神不安，杂梦纷纭，惊悸多怒，脉见弦牢的，为肝魂不安。类型不同，各有主方。主证主方之外，再酌加开痰、泻火、调气、解郁、导滞、潜镇、安神、和胃等药，随证选药，标本兼顾。对治失眠证来说，大体离不开这些原则。

　　上面对于失眠证的论述，已谈了不少。但临床总会遇到一些顽固失眠证，仅靠药物是不易取效的。据载："马超先，字希文，甲武举人。绍先尝患病，夜不得寐，医皆不效；乃自以其意为园圃十余亩，亲操耒耜，学为圃于其间，久之，疾愈。是亦可调善治疾者矣。"可见有些顽固的失眠证，加强体力锻炼，有时比服药更为理想。临床家请注意之。

遗　精

　　关于遗精的治疗，何梦瑶曾说："以涩治脱，未止，不如泻心；泻心不止，不如升阳。"又说："升阳最妙，肾气独沉者宜升，脾湿下溜者宜升，肝郁者宜升，不止一途也。"他把遗精的治法归结为固涩、泻心、升阳三法。通过临床实践，先生的体会是：固涩不愈，宜通精窍；泻心不愈，宜泻相火；升阳不愈，宜敛浮阳。

　　遗精的形成，从西医学的观点看，有因房事不节，致神经衰弱的；有因劳心过度，或淫思梦想，致大脑皮层兴奋抑制失调的；也有因精囊炎、输精管炎、前列腺炎或盆腔其他炎症而产生的。其中性神经衰弱滑泄频繁的，通常当涩以固脱，或再加入补肾壮阳药。但滑泄不止，除虚证外，还有属于精窍不利的实证，若误用涩法，必然愈涩愈剧，治宜通因通用，采取利精窍一法。《冷庐医话》载一案："鄞医周公望，治一梦遗几死，百补不愈，以滚痰丸一两行之，即愈。"又载："王官寿遗精，闻妇声即泄，瘠甚欲死，医者告术穷。缪仲淳之门人，以远志为君、莲须、石莲子为臣、龙齿、茯神、沙苑蒺藜、牡蛎为佐使，丸服稍止，然终不能断，缪加鳔胶一味，不终剂而愈。"前案用礞石滚痰丸通窍利痰，后案于清心剂中加入鱼鳔胶通窍活血散瘀，俱能应手取效，说明遗精既久，精窍或有未尽之败精留滞，邪不去则正不安，故通利精窍则效。

　　劳心过度或淫思梦想，心火炽盛，不能下交于肾，导致遗精，远志、茯神、石莲子等清心安神药亦确有疗效。但遗精伴有心神不安，肝魂妄动以致淫梦颠倒的，又当区分标本。劳心过度，或所思不遂，以致淫思梦想而遗精，当以泻心、清心为本，治遗精为标，可使火熄神清，精自安位。但又有病源不在心神，是由生殖器官炎症，即所谓"厥气客于阴器"，阳强不痿影响心神而妄梦的，是相火为本，妄梦为标，清心泻心就无济于事，此当泻相火。如有梦而遗，采用龙胆泻肝汤疏泄肝经湿热，就是一例。这种梦，因阴器的湿热刺激，相火妄动，肝魂不安而作，其梦也必是交合一类，与劳心过度之杂梦无章者不同。如不影响肝魂，无梦而泄，单用封髓丹以知母、黄柏泻相火，遗精亦止。

　　至于升阳一法，脾湿下溜，迫精外出者，当升脾阳；肾阳不举，精气下陷者，当固肾佐以升提；肝气不畅，郁而求伸，疏泄无度者，当升达肝气。这些都是必要的方法。但又有滑泄既久，导致阳气浮越，不能潜藏，阳气不潜，固摄无权，精更不固，这样恶性循环，若再升之，散之，岂非坠井下石。在此当用潜阳一法。《金匮要略》云："脉得诸芤动微紧，男子失精，女子梦交，桂枝加龙骨牡蛎汤主之。"芤是精虚阳浮，芤而兼动，则相火有不安之相。微紧是阴阳不交，荣卫不和。桂枝合甘草以养阳、通阳；芍药合甘草以养阴、敛阴；辅以姜枣，和阴阳而调荣卫。尤妙在加入龙骨、牡蛎，收敛浮阳之中，又有收湿固涩作用，对比以上诸方，属潜镇收涩之剂，对于滑泄既久，正虚而兼阳浮的病人，是必要的治法。

遗精频繁，多宜于固涩。久治不愈，又多邪滞精窍，法当通中有塞，塞中有通。《医林改错》云："刺猬皮一个，瓦上焙干，为末，黄酒调服，治遗精梦遗，不梦而遗，虚实皆效。"因刺猬皮味苦，能降泄；刺能走散，通窍行滞；炒炭又有收涩之用；行之以酒，通塞两用。除纯虚、纯热之症外，一般都可取效。正方之外，小方单方，有时能取得意外的效果，临床者请注意用之。

癫　痫

先举先生的第一个治例：患儿，男，10 岁，兖州汽车运输公司马某之子。1971 年春求诊。其父代述：患儿两年来，经常跌倒抽风，重时每日发作数次。西医诊为癫痫，曾服苯妥英钠、三溴片等西药无效。也曾服过中药治疗，亦无明显效果。望其身体发育一般，察脉观舌，亦无异常发现。因问最初发病有无明显诱因，其父说，1969 年夏天，天气很热，此儿上坡割草，在炽烈的太阳照射下晕倒了，以后就经常发作，越发作越频繁。据其病因，先生认为病属暑厥，处方如下：

党参 12 克，麦冬 12 克，五味子 4.5 克，夏枯草 15 克，清半夏 9 克，蜈蚣 1 条，僵蚕 6 克，全蝎 4.5 克，甘草 3 克。水煎服。

数月后，马某领其儿前来复诊。自述上方共服了十余剂，抽风未再发作。建议可停药，但嘱其以后不要在炎热的阳光下劳动或玩耍，以防复发。后追访数年，病情一直稳定，未再发作。

先生认为，此病是中暑所致，应该称为暑厥。当以治暑为本，兼祛痰散结止痉以治标，因以生脉散加味。此方能清暑、保元、祛痰、止痉，所以有效。但本方并非一切痫病的万能良方。

又例：尚小宝，女，7 岁。沂源某工厂工人之女。1975 年 6 月中旬，由其父领来学院求先生诊治。其父代述：患儿二岁时，因感冒发高烧，难以安静，致癫痫发作。每日发作三四次或四五次，从未间断。长期服西药冬眠灵，每日三片，亦未停止发作。当时考虑，既是高烧引起，恐是脑中余热未清，遂将《金匮要略》中的风引汤原方与服。并嘱其服后复查，以观察疗效。

7 月 25 日复诊：前方连服五剂，无效，反见夜间盗汗，即在白天也比从前容易出汗。观其面色㿠白，脉细而兼弦，比初诊时，虚象较为明显。其家长追述云："此女二三岁时，曾患过严重的腹泻，日夜无度。当时服药无效，后经针刺治愈。"根据上述病史，结合目前虚象，另拟一方，健补脾阳，佐以镇静。

党参 15g，炒白术 9g，茯苓 9g，橘红 3g，炮附子 3g，炙甘草 6g，僵蚕 3g，全蝎 1.5g，远志肉 3g，柏子仁 9g，生龙骨 12g，生牡蛎 12g，清半夏 6g，肉桂 1.5g，石菖蒲 1.8g。

同年 11 月 25 日三诊：上方共服 25 剂，冬眠灵已由每日三片改为每日只服一片。患儿面色红润，盗汗已止，精神远较以前活泼。癫痫虽仍有时发作，但已极轻，几秒钟即已过去，陌生人一般不易看出。其家长并云：此女孩过去烦躁易怒，现已大为改变，并已入学，担任班长云云。诊其脉已缓和，舌诊无异常，上方去僵蚕、全蝎、半夏，肉桂改用 0.9g，加入熟地 9g，嘱其续服，巩固疗效。

此与小儿慢惊风应属同类。小儿慢惊风，多因久疟、久痢，或痘后疹后，或风寒饮食积滞过用攻伐，或秉赋本虚，或误服凉药，或因急惊风而用药攻伐太甚，或病后失于调理，皆可致之，而以吐泻得者最多。此女就患过严重的腹泻，脾气已伤，故以健补脾阳收功。最后处方倍用肉桂并加入熟地，是参考了治慢惊之加味理中地黄汤而制定的。

例三：王某，女性，年约五旬，住济南市白马山。患者经常跌倒抽搐，昏不知人，重时每月发作数次，经西医诊断为癫痫，多方治疗无效。来学院求先生诊治。望其舌上，一层白沙样干厚苔。触诊胃部，痞硬微痛。问诊知其食欲不佳，口干欲饮，此系水饮结于中脘。但患者迫切要求治疗痫风，并不以胃病为重。因仿桂枝去桂加茯苓白术汤意，因本证不发热，去桂枝、姜、枣，加入枳实消痞，僵蚕、蜈蚣、全蝎以搜络、祛痰、镇痉。处方：

茯苓 9 克，白术 9 克，白芍 9 克，炙甘草 9 克，枳实 9 克，僵蚕 9 克，蜈蚣 1 条，全蝎 6 克。水煎服。

患者于一年后又来学院诊病，自称上方连服数剂后，癫痫未再发作，当时胃病也好了。现今胃病又复发，只要求治疗胃病，因与健脾理气化痰方而归。

先生认为，癫痫虽然是脑病，但是脑部的这一兴奋灶，必须通过刺激才能引起发作。而引起刺激的因素，是多种多样的。本患者心下有宿痰水饮，可能就是其癫痫发作的病因。治疗本病，应在行水散饮的基础上，酌加搜络、祛痰、镇痉的药物，如能以治本为主，以治标为佐，标本兼治，则疗效较好。

低 血 压

中医治疗低血压，必须有症状作依据，如果毫无症状，则多不作病理看待。正如有的医书记载："有不少人血压经常在（96~100）/（50~60）毫米汞柱，却健康无病。"

病理性的血压过低，多为营养不良或久患消耗性疾病引起，一般都有原发病病史和症状作依据。依中医辨证，这些都应归属于气血不足的虚证范围之内，它和肝阳上亢或上盛下虚的高血压病正相反。故治疗大法，一般血压过高者应清降潜镇，而过低者则当温补升提。基于上述看法，临床遇到低血压病人，找出其原发病之后，在相应的处方中酌加人参、五味子，一般都会起到升压的效果。因人参能补五脏益精气，增强心血管搏动的能力。五味子是酸敛强壮药，酸敛之性也具有升压作用，如《用药心法》说："收肺气，补不足，升也。"

用人参、五味等补益之药治疗低血压，是从生脉散的"生脉"二字悟得，也是把低血压的现行症及其可能的发展的过程，联系在一起加以考虑的。人所共知，有的低血压，是休克或昏厥的早期或边缘指征，而人参、五味子就常常是这些危急症状的抢救药。

有的低血压西医找不出致病原因，而只据中医辨证便可取得疗效，先生曾治一例低血压，疗效甚为满意。介绍如下：

张某，女，年四十余，山东中医学院保健室保健大夫。十年前感觉胸闷，找西医检查，诊断为原因不明的低血压，治疗一年无效，请先生诊治。主诉：胸闷气短。四肢发凉，舌淡，脉沉迟，证为胸中寒饮，阻遏胸阳，治宜温阳化饮。予以四逆加人参汤：

红人参 9 克，干姜 15 克，炮附子 9 克，炙甘草 9 克，水煎服。

服药一剂，症状显著减轻，连服一周，诸症消失，至今已近十年，血压一直正常。

尿 崩 症

朱某，女，1 岁半，济南人。1976 年 8 月 27 日初诊。患多饮多尿多食已四月余，曾在省立二院诊断为尿崩症，治疗无效。患儿神色及舌脉均无异常，先生给予五苓散 2 剂。

8月31日复诊：大便次数由服药前每日5~6次减为每日2次，饮水量及小便量均稍有减少，但不明显，多食如前。因将前方加减。

生白术18克，茯苓9克，肉桂3克，海蛤粉6克，炮附子1.5克。水煎服。

9月3日三诊：上方共服3剂。家长云：自服中药之日起，夜间口渴较服药前减轻，白天仍如从前，近几天夜间口渴也觉重了。经追问，才得知患儿曾在近期注射过两支"长效尿崩停"。该药每支有7日的疗效，按日数计算，现正好该针剂失效之时。从而可知，以上所服几剂中药，恰在针剂的有效期中；配合针剂，效果尚不满意，可见所服方药全属无效。又从其家长的补述中，知患儿不喜热饮，便改用白虎加人参汤，处方：

生石膏15克，甘草6克，知母6克，生地6克，沙参6克，花粉6克，粳米少许。水煎服。为了观察疗效，嘱令停用西药。

9月7日四诊：其家长云，患儿以前常常出汗，服上方后汗出减少，其他症状无变化。因忆起《金匮要略》中瓜蒌瞿麦丸方，遂处方如下：

瓜蒌12克，山药12克，花粉9克，炮附子2.5克，茯苓6克，瞿麦3克。水煎服。

9月17日，其家长来看胃病，并告知其女服上方3剂后，诸症消失；为巩固疗效，又自动续服了2剂，现已痊愈。

此患儿服五苓散无效，而服瓜蒌瞿麦丸有效，盖因五苓散是健脾散水，而瓜蒌瞿麦丸是温肾化饮，故服五苓散是多饮暖水，促使汗出而愈；而服瓜蒌瞿麦丸则以"腹中温为知"。

发作性睡病

孟某，女，42岁，会计。患者两个多月以来，每晚于七时左右出现嗜睡症状，不能自制，沉睡1小时左右即醒，醒后一切如常。每次嗜睡，皆是和衣坐位。亦曾服过治嗜睡的单验方，都未取效，于1984年3月5日请先生施治。

察其形体略胖，健康肤色，舌淡红瘦瘪，脉沉实稍数。询知有大便干燥史，几个月前曾有一段时间感到胸闷，余无异常。处方：

生地9克，熟地12克，当归9克，升麻9克，枳实9克，炒杏仁6克，陈皮9克，甘草6克，红花6克，白蔻仁6克，生姜3片。水煎服。

进一剂后，当晚仅在7时半稍有困意，但能自制。药进至第4剂，嗜睡延至晚9时左右。察舌质如前，脉滑稍数，前方去白蔻，加白芍9克，细辛1克，服法如前。

1984年3月15日诊：服3剂后，嗜睡、困倦等症均已消失。患者述以往大便不行，系无便意。胸部仍有满闷感。前方加理肺降气药：

生地9克，熟地12克，炒杏仁9克，当归9克，炙甘草6克，升麻3克，枳壳6克，紫菀9克，苏梗6克，生姜2片。

共服4剂，病愈。

先生认为，本案患者嗜睡，1小时后即醒而复常，这与卫气的循环有关，是卫气运行失常的临床表现，午后七时，正是酉戌之交，日夕之时。《灵枢·顺气一日分四时》："日入为秋"，"夕则气始衰"。《素问·生气通天论》："日西而阳气已虚，气门乃闭，是故暮而收拒。"这都说明：酉戌之交出现突然性嗜睡，是卫气由行阳将要转入行阴的外在反应。正常人气行道路滑利，卫气的升降出入可以控制，并不出现以上反应。而本案患者，阴虚血燥，大便常秘，清气当升者不升，达到嗜睡时即不可抗拒；浊者当降而不降，卫气行阴之路也不畅，因此倏间又醒。

本病倏睡又醒，又恰在酉戌之交，酉戌是阳气已虚之时，此时不能自主地坚持清醒，说明卫气趁此时已有下陷之势，故方中用升麻以助其升；又因肾阴虚、肝血燥，卫气行阴之道涩，才倏而又醒，故从滋阴养血，并升降阴阳着手，拟就本方。本方的基础是通幽汤。方中有升麻升清以防卫气按时下陷；又加入枳壳之降以"通其道"，使当降者按时而降。总之，是以药物之升降，助卫气恢复其行阴行阳之常。养阴润燥，是调其脏腑以通其道，并使之能有伸缩的余地。加白蔻仁宽胸散结以利升降；加杏仁紫菀苏梗等调肺气，因肺主诸气，肺气一调，既可改善便秘以利降浊，亦有助于卫气的运行。患者服第一剂后，使嗜睡状态从晚七时推移至晚九时，由不可抗拒的嗜睡，转变为只是身体怠惰，乃是阴阳之路初通未畅之故。本案是以升降阴阳法治疗睡眠失常的特殊治例。

痰　厥

高某，女，19 岁，工人。患者于两月前发高烧，经西药治疗高烧已退，但见咳嗽、气喘、胸闷、憋气等症，夜间尤重。憋闷重时，发作性晕倒，意识不清，但无抽搐症状。曾经神经内科多次检查，均未发现异常。经人介绍，求先生诊治。

1986年3月6日初诊：患者右侧上下肢不定时麻木，甚或不能活动。睡眠不深，口干，右侧头痛，近两月来发作性晕倒六七次。舌苔黄腻，脉弦迟有力。此乃热盛灼津，液结为痰，痰迷清窍，阻塞经络。处方：明天麻、茯苓、黄芩各6克，南星、橘红、半夏、白芥子各9克，防风、羌活、甘草各3克，竹沥膏（冲）30克。水煎服。

3月18日二诊：上方三剂后，头痛、口干、麻木等症明显减轻，舌质红、苔薄腻，脉弦大稍数。处方：明天麻、黄芩、白芥子、橘红、甘草各6克，生地15克，玄参12克，竹沥膏（冲）、桑枝各30克，白芍9克，生姜2片。水煎服。

3月27日三诊：上方三剂，未再晕倒，肢体麻木消失，仍时见前额及右侧头部疼痛，午后及夜间痛频，右鼻孔有阻塞感。舌红、苔薄黄，左脉濡，尺弱，右脉弦细。处方：柴胡、黄芩各6克，青蒿、鹅不食草、夏枯草、桑椹子、麦冬各9克，全蝎、僵蚕、蔓荆子、甘草各3克。水煎服。

4月4日四诊：上方三剂，头痛及右鼻阻塞感均明显减轻，为巩固疗效。处方如下：麦冬、鹅不食草、生地各9克，生石膏15克，桑白皮、山栀子、黄芩、甘草各6克，薄荷3克。水煎服。

上方三剂，诸症消失，一切恢复正常。

本病发于高烧之后，显然是热炽灼津，液结成痰。痰壅胸肺，故胸闷咳喘；喘憋重时，清阳不升，神识不清而晕倒。津液已结为痰，失其濡润之性故口干；有时阻碍真气的运行而上下肢麻木。睡眠不深，右侧头痛，发作性晕倒，都可归之于前述痰病的范围。脉象与舌苔，亦皆属实热之象。

初诊先生拟治痰通剂二陈汤加味，加入南星清经络之痰，黄芩、竹沥清热润燥，少加羌、防，是因脉象弦迟有力，肝胆之气不舒，羌、防有升发散郁之性，与二陈相配伍，升中有降，降中求升。

二诊时脉仍弦，但由迟转数。黄腻苔转薄之后，显出舌质正红，是肝郁之象已见缓解，而阴虚之象突出，故去半夏南星之燥，加生地、玄参、白芍以养阴，仍用通血脉祛风止晕之天麻，再加清热祛风通络之桑枝，以治头痛臂麻。

三诊时麻木消失，故去桑枝，但头痛仍未彻底消除，且午后夜间较频，考虑到痰火入络，故以柴胡、青蒿、黄芩、夏枯草散肝火之结，以桑椹养肝肾之阴，全蝎、僵蚕搜络祛痰。右鼻孔有阻塞感，须兼清肺窍，故又加麦冬、鹅不食草以养阴通肺窍。四诊时诸症消失，仍用前方加减则是为了巩固疗效

腿　　痛

先生在附属医院门诊上班时，遇一患者，主诉腿痛，不甚剧烈，只是酸痛不适，不红不肿，无特殊体征，亦无明显致病原因。察其脉象，细濡稍数。因按湿热辨证治疗。处方：

苍术 6 克，黄柏 5 克，防己 6 克，威灵仙 3 克。水煎服。

上方服完三剂，患者又来复诊。自述服第一剂后，全身骤然自觉发热，不久热退，腿就不痛了；服第二、第三剂时未再有此种现象。今来求方善后，以期巩固疗效。

以极简单的方药，极轻的剂量，而取得极明显又迅速的

疗效，是本病治疗的特点。尤其是服药一剂后全身觉热，更是本病药证相符的明证。《医家秘奥》载："如用补中汤，脐以下无汗，加黄柏三分。"刘完素云："凡肾水膀胱不足，诸痿躄，脚膝无力，黄芪汤中加用（黄柏），使两足膝中气力涌出，痿软即去。"李东垣补中益气汤加减法云："脚痿软，行步乏力，或痛，乃肝肾伏热，少加黄柏五分，空心服；不已，更加汉防己五分。"先生认为，本病患者之所以自觉发热，当是阳气久为湿热所遏，兹因邪去而阳气暴通之故。据此来体会"脐以下无汗加黄柏"，"使两足膝中气力涌出"，就更能心领神会了。药贵对证，活法从心，本方药简效宏，喜开大方重药者，难得有此体会。

皮　疹

　　一老年妇女，年约五旬，1971年夏天，到山东医学院中医系（又称山医二大队，当时在曲阜）求诊。患者掀起衣服，全身上下丘疹密布，由于瘙痒，抓得一片黑痂。自述发病已二年，曾到山医附院皮肤科检查，诊断为皮疹。用西药治疗无效。现患者每至夜间，必发一阵寒热，寒热过后，即发出一片丘疹。因此，旧疹未愈，新疹又生，辗转缠绵，始终不愈。烦躁失眠，大便干燥，排便费力，望其舌红苔少，切其脉沉而稍数，辨证属血燥风秘，治以滋燥养荣汤。处方：

　　生地30克，熟地30克，当归5克，白芍15克，黄芩9克，秦艽9克，防风9克，甘草9克。水煎服。

　　患者服了三剂，大便通畅，寒热停止，身痒大减，丘疹渐消。嘱其继服几剂，服至丘疹结痂脱落后，停药。

本证的特点是夜间必发寒热。先生认为，人体阳气，白天活动的时候，大都集中在体表，夜间睡眠的时候，大都集中在体内，这叫作"卫气昼行于阳，夜行于阴"。大便既然燥结，已经是津枯血燥，在白天卫气行阳的时候，患者还不觉得怎样。而在夜间卫气行阴的时候，已虚的阴血配不过不虚的阳气，就寒热发作。发作寒热，实际就是血热外出发疹的反应。所以本证的主诉虽然是瘙痒、寒热，而疾病的本质却是血虚便秘。治疗的方法，应当养血以治血燥，凉血以治血热，加入驱风药以治皮疹和寒热，因而处以加大剂量的滋燥养荣汤。

无 名 低 热

张某，男，50 岁，山东省精神病院会计。1973 年初夏，发低烧，西医检查，查不出病因病灶，每日注射盐水、激素等，治疗两月余毫无效果，邀先生会诊。患者二便正常，只是微觉头痛，脉象稍显弦细。因与小柴胡汤原方，其中柴胡用量为 24 克，共服二剂，患者自觉全身舒适，低烧全退，过了三天，患者已正常上班。

《伤寒论》云："伤寒、中风，有柴胡症，但见一症便是，不必悉具。"先生说，注家往往把这个"一症"局限于"往来寒热""胸胁苦满""默默不欲饮食""心烦喜呕"这几个症状上，并称之为柴胡四大主症。临床上除了见到这四大主症，很少有想到用小柴胡汤的。其实，《伤寒论》中还有一条更为重要却容易被人所忽略的，即"伤寒脉弦细，头痛发热者，属少阳"。先生对本条的解释是，外感发热，总离不开三阳，头痛、发热是三阳共有的症状，属太阳就应当脉浮，属阳明就应当脉大，如果脉不浮不大而弦细，这就排除了太阳和阳明，就理所当然地属少阳了。少阳的弦细，不一定是弦细弦劲，先生的经验是，只要够不上太阳之浮，阳明之大，而又指下端直有力，就为弦细。至于柴胡，刘完素称"散肌热，去早晨潮热，往来寒热，胆瘅，妇人产前产后诸热"。足见可以广泛地应用于多种原因的发热。

肩关节周围炎

　　王某，中年男性，1984 年 8 月 9 日在千佛山医院就诊。自述左肩胛喜暖怕凉，活动受限已半年余。睡时必须用被严密盖好，否则自觉有凉风外袭。西医诊断为肩关节周围炎，曾多方治疗未见好转。望其舌苔薄白，抚摸患部肌肉较无病处明显发凉。先生以《近效方》术附汤去炙甘草，处方：

　　生白术 30 克，炮附子 15 克，生姜 3 片，大枣 2 枚。水煎服。

　　三剂后疼痛减轻，继服十余剂，痊愈。

　　肩关节周围炎属于中医"凝肩"范畴，乃由于局部受寒，气血凝结所致。附子与白术合用，有走皮内、暖肌肉、逐寒湿、镇疼痛的效果，《伤寒论》中的少阴病，身体痛、骨节痛等用附子汤，就是因为附子汤中是术附并用的。先生的经验是，白术要生用，要重用，至少每剂 30 克，并可渐加至 60 克、90 克。附子一般用 15 克即可。据先生历年试用，本方在一般情况下，三五剂即可有效，重者需服至三四十剂。尤其对于常服羌、独、辛、防、川乌、草乌等方效果不大，或者随愈随发的患者，改用本方更为理想。

肺 气 肿

肺气肿中医学谓之肺胀，常并发于支气管炎或支气管哮喘。肺气肿可随着这些疾病的反复发作而逐渐加重，故本病的治则，初期大都离不开解散风寒和宣肺平喘。但随着肺气肿病情的发展，就不仅是内寒而更重要的是肺胀缩无力，致换气困难。这在中医学上属于肺虚。肺气虚，则下降无力，更进一步加重肺气肿。同时肾虚不能纳气，也是肺气不降之原因。故对久喘的肺气肿患者，当补肺、敛肺，纳气归肾。先生曾拟一方，用以治肺气肿，效果尚好。

处方：红人参9克，麦门冬12克，五味子4.5克，炙甘草3克，清半夏9克，核桃肉12克，冬虫草9克，杏仁6克，厚朴4.5克，苏子3克，桂枝6克，生姜2片。

肺郁血者，去厚朴加莪术9克，黄酒120克。外感未尽者，加苏叶9克，陈皮6克。

此方实由生脉散、人参胡桃汤、厚朴生姜半夏甘草人参汤、苏子降气汤等方组合而成。生脉散补肺气不足，养肺阴之枯竭，敛肺气之耗散，为主药；桂枝通阳而降逆气；半夏配麦冬，开结而不燥；厚朴、杏仁治胸满；核桃、冬虫草纳气归肾，兼以润肺，补肺；生姜、苏子散水降气。合而用之，有补气、敛肺、降气、纳气的作用，故疗效较好。

举先生治例证之：孔某，男，50 岁，干部，曲阜人，1972 年夏季邀诊。患者胸满气短，咳嗽，活动后更甚，已数年，西医曾诊为肺气肿，服过西药，也服过降气、宣肺等中药，如苏子降气汤、三子养亲汤、麻杏石甘汤之类，效果不显。或虽小效，旋又复发。经诊视后，知其肺气虚，即予以上方，服四五剂，症状显著减轻，患者自称此方比以前服过的中药方都好，服后发作的时间延长（数月或半年）。即使发作，症状亦轻，且再服上方仍可迅速好转。在肺气肿缓解期，用上方改汤为丸，长期服用，效果更好。

寒　　秘

寒秘即阴寒之邪，与肠中宿食糟粕互结，寒秘较为少见。下面举先生治例：王某，男性，年 40 余，山东省威海市人。1956 年求诊。患者患脘腹痛多年，每痛时数日不大便，脉象沉紧。出示以前曾服过的药方，大多是枳朴大黄等行气泻下药，其中有用至 30 克者，但大便仍不通畅，先生诊毕给予大黄、附子、细辛各 9 克，一剂即大便畅下，粪中有黑色粒状物，大者如黄豆，数量甚多，坚硬异常。自后腹部舒适。

此证大便秘结，脉象沉紧，肢冷舌淡，寒象明显，故用大黄附子汤。先生认为，用该方要注意两点：一是必须其人不呕。因为呕则病机向上，不宜用下法。二是细辛用量宜重，先生常用至 6~9 克。细辛与附子合用，驱其陈寒痼冷，使久已处于呆滞状态的肠管活动起来，大黄才能起到推陈致新、泻下糟粕的作用。

诊余漫话

不服药　得中医——兼谈误药救治

　　"不服药，得中医"，是古人提示用药不当，易导致医疗事故的警戒性成语。药能治病，但用药不慎，亦能加重病情，治好病为上医，致病加重为下医。那么，不服药虽不能愈病，但也不至于出事故，就等于请中等医生看过了。

　　病因药误，自古有之。如《伤寒论》之坏病，《平脉法》中有"灾怪"，都是误药造成的。《金匮要略·血痹虚劳篇》之薯蓣丸，张璐认为是纠正药误之方。他说："薯蓣丸专主表邪不解，误用凉药，侵犯肺胃，自上而下之虚劳。……其主方全在桂枝汤和荣散邪，合理中丸兼理药误，君以薯蓣，大理脾肺。"可见虚劳病"风气百疾"，都有由于药误造成的，至于后世因药误致使轻病转重，简单变为复杂的例子就更多了。现举《续名医类案·肿胀门》中一例为证："胡念庵治俞翰林母，七旬余，患嗽喘痰红，常服滋阴凉润之剂，秋月忽患水肿，喘急难卧，日渐肿胀，饮食少进，进则喘急欲死，诸治无效。诊之，六脉弦大而急，按之益劲而空。曰：此三焦火气虚惫，不能归根而浮于外，水随气奔，致充郭郭而溢皮膜，必须重温以化，否则不救。"乃以肉桂、附子、干姜、吴茱萸、五味、人参等药调治而愈。按：此案的病理，认为"三焦火气虚惫"是对的，但忽视了病因的研讨。一个素病嗽喘痰红之体，为什么忽然三焦火气虚惫而形成肿胀呢？原因在于案中所说"常服滋阴凉润之剂。"因为凉药清火，润药养阴，对嗽喘痰红来说，固然有有利的一面。但凉药伤阳，润药滞腻，特别是"常服"，日积月累，必致阳气被遏，气机不畅，导致三焦失职。三焦是决渎之官，上连肺而下连肾，三焦火气虚惫，肺就不能肃降以通调水道，肾也不能蒸动膀胱以化气行水，致使水随气奔，充盈皮膜，日渐肿胀而喘急难卧，方以姜附肉桂等刚燥之药，扶阳抑阴，解救药误，故能获愈。

先生对药误所致之"医病"，体会尤深。下面再举几例有关药误方面的治案。

1. 教师梁某，偶感咽喉不利，一医给以大剂量的麦冬、玄参、生地等药，服后自觉胸中热闷难忍，周身无力，烦躁不安，但抚摸体表，并无大热，先生知为风热失于表散，过用凉润，邪热遏伏所致。因予越婢汤一剂，烦热顿解，全身轻松。

2. 吕姓妇女年近五旬，患臌胀半年余，骨瘦如柴，腹胀如臌，腹皮浇薄绷紧，扣之有鼓音。初病时尚轻，逐渐加重，以后竟至每进食一口，即腹胀难忍，以致不敢进食，甚至进食后也要想法吐出。先生观服过药方一叠，尽是神曲、麦芽、五谷虫、木香、青皮之类的破气消导药。诊其脉象，弱而无力。知为克伐过重，中气大伤，遂处张景岳圣术煎原方：白术微炒30克，炮姜6克，上肉桂6克，陈皮3克。药只四味，共服二剂，即胀消食进，恢复正常。陈修园极推崇此方，谓治蛊胀可用此方守服四五十剂。今此证竟以两剂收功，显然这不是什么水蛊血蛊之类的难治之证，而是屡经克伐之后，气虚不运所致，所以用辛温峻补，纠正药误，能迅即收效。

3. 体校教师刘某，女，年近三旬，患胸闷气短已数月，愈治愈重，渐至上楼也很吃力，先生诊其脉象沉迟，查看病历，所服尽是枳壳、青皮、厚朴等宽胸降气药。瓜蒌仁一药，每剂皆有，初是每剂三四钱，渐增至每剂五六钱，粗略统计，共服瓜蒌仁已近500克，其他破气药尚未统计。此显系开破太过，胸阳受挫，大气下陷。因用甘草干姜汤合张锡纯之升陷汤，去知母加桂枝与服。数服后，症状显著减轻，服至十余剂后，基本痊愈。

根据上述诸例，先生对药误变证的救治，归纳为以下几条经验：

1. 一般情况下仍是寒者温之，热者清之，虚者补之，实者泻之，即"知犯何逆，随证治之"。

2. 在个别大实有羸状，至虚有盛候，真寒假热，真热假寒，诊断确有困难时，查看过去的病历，找出其致误的药剂，反其道而行之。

3. 在变证错综复杂，寒热不时，头绪纷繁，不可名状的情况下，以健脾保元为主。因脾为四脏之主，营卫生化之源，灌注四旁，运输上下，在误药之后，阴阳气血功能紊乱，难抓主证，没有重点，无可措手时，健脾保元，有助于充实四脏，恢复正常功能。所以古人治坏病，有专用参术等药，如四君、六君、理中、保元等方者。正如周慎斋云："诸病不愈，必寻到脾胃之中，方无一失。""诸病不愈，寻到脾胃愈者甚多。"薯蓣丸中重用薯蓣，其中且有理中及四君，即寓有此意。

误药致病，不但可以用药纠偏，且可停药以俟自愈。《临证指南医案·痞门·孙案》云："寒热由四末以扰胃，非药（指不对证之药）从口入以扰胃，邪热津液，互胶成痰，气不舒展，阻痹脘中，治法不但攻病，前议停药，欲谬药气尽，病自退避三舍耳。""停药"这一着，可以算是纠正药误的又一条经验了。为纠偏而不服药，这就不仅仅是"得中医"，而堪称为上医了。

谈"肺为水之上源"

中医学的理论，是通过临床总结而来，又经临床加深理解，且反过来又指导临床。先生以"肺为水之上源"为例，谈个人的临床体会。

紫菀，苦辛而温，止咳化痰，人人知是肺经药。而《本草通元》云："小便不通及尿血者，服一两立效。"（按：此本《千金方》"治妇人小便卒不得出者，紫菀为末，井华水服三钱即通"。"小便血者，服五撮，立止"）这说明肺与水有密切关系。但是这还可以说紫菀苦辛温润，能宣通窒塞，疏导血分，本身就治血尿，未必与肺有关。而《张氏医通》云："若寸脉独大，小便点滴而下者，此金燥不能生水，气化不及州都，生脉散去五味子，易大剂紫菀，可一服而愈。"
既然"寸脉独大"，就无可辩驳地说明这一效果与肺有密切
的关系。

临床治小便不利或癃闭，有用独参汤少加陈皮的；有用
五苓散加人参的；有用大剂量黄芪少加甘草的。参、芪都是
能益肺气的药物，足以说明肺气与小便是有密切关系的，除
此以外，先生又有一治肺痈医案，更可以证实"肺为水之上
源"的理论，现述于下。

1983年，在原籍（牟平县）星石泊村任小学教员，农
民常雨水，年约50岁，求诊。病人卧床数日，胸部急痛，
咳吐脓痰，痰中带血，腥臭难闻，脉象洪数，肺痈症状明
显。先生当时初搞临床，只会搬成方，便照抄《济生方》桔
梗汤。汪讱庵《汤头歌诀》云："桔梗汤中用防己……"当
时想，防己是利水药物，对于肺痈并无重要意义，便将全方
抄上，只删去防己。病人服药后，一夜间，几次大吐脓血，
势甚凶猛，几至吐满一小陶罐。一切症状，顿觉轻松。但周
身上下却浮肿起来，好像风水一般。这实出意料之外。因仔
细推想，古人制方，每味药在配伍上都有一定的意义。本方
的防己，不但辛寒可散肺家经络之壅滞，更重要的是利水下
行，预防肺痈溃后之水湿停留。第二剂仍将防己加入，一剂
即浮肿全消，症状继续好转。后续服清养平补的方剂收功。

药物一减一加，立即出现效果，使先生对"肺为水之上
源"的认识加深了。理论源于实践，又指导实践，中医学就
是这样发展起来的，必然这样继续发展下去。

谈桔梗开提气血

一老年女性，胃脘痛多年，某日到附属医院就诊。精神疲惫，面色萎黄，重病面容。自述一周来未大便，亦无胀满感。多次服泻下药未效。胃脘疼痛，不能进食；稍食则胀满难忍，须吐出才觉舒适。脉大而弱，按之无力，钡餐透视：胃溃疡，胃呈"山"字形，轻度下垂。先生第一次处方，因其舌苔有湿，故予平胃散加味，但不效。继思，食不下用平胃散不效，大便不通用泻药不效，其原因是胃已变形，不能受纳水谷，不能传导下行，则肠中不实，故无大便，亦不腹满。中医谓之"结"，当以行气散结治之。因此改用川芎、苏梗、生姜、桔梗等药。桔梗重用至 12 克，其余各 9克，未用硝、黄等通便药。结果，服一剂即大便通畅，痛减食增。

当然，胃溃疡不会一药而愈，但桔梗开结之效值得重视。临床上桔梗多用以治咽部疾病。或祛痰排脓，很少用于大便不通。按《本草经》，桔梗治"腹满、肠鸣幽幽。"朱震亨云："干咳嗽，乃痰火之气郁在肺中，宜苦梗以开之；痢疾腹疼，乃肺金之所郁在大肠，亦宜苦梗开之，后用痢药。此药能开提气血，故气药中用之"，其所谓"郁在肺中""郁在大肠"，实即气管或肠管闭塞不通，或通而不畅之意。"开提气血"，即使气管或肠管扩张。据云：一蛔虫肠梗阻患者势已濒危，西医欲行手术，本院老中医用使君子、雷丸、川椒等药加入杏仁、桔梗开提肺气而获愈。

谈控涎丹的临床应用

控涎丹又名子龙丸，系甘遂、大戟、白芥子等份，炼蜜作小丸。《外科全生集》用以治瘰疬初起，并治横痃、贴骨疽等证。先生曾用此方治疗一例舌下囊肿及三例膝关节囊肿，俱取得彻底治愈的效果。本方价钱极便宜，疗效可靠，服用安全，确实值得推广。但目前各药房，多不备此成药，用时必须自己配制，今举例并将服法介绍如下。

1957 年在羊亭卫生所时，一男孩，四岁，患舌下囊肿，经西医用针管抽出囊中液体，当时症状消失，但不久又肿又抽，始终不能根治。西医刘大夫认为根治须将囊切除，但患儿太小，不能合作。故劝其转中医治疗，病家当即求先生诊治。先生当时想，舌下囊肿，中医名曰舌下痰核。《医宗金鉴》主以二陈汤治疗。过去在烟台行医时，曾用二陈汤加味，治疗一男青年，服药四五十剂，虽有效果，但痰核终未消除。今患儿只四岁，即使其父母不嫌麻烦，每日一剂，坚持服药亦有很大困难。因配制子龙丸一两，丸如黄豆大，嘱其从二粒开始，日服二次，开水送下。次日察其大便，如不溏，每次加服一粒；再不溏，次日又加服一粒，直至大便似泻而非泻为度。后即以此为标准量，每日接服下去。结果服药不到三四钱，囊肿即消失无芥蒂，后未再发。

后以此方治疗三例关节囊肿，因俱系成人，令其从三分开始，逐渐加量，取得标准量后，即连续服用至症状消失。皆获圆满效果，无一例失败者。1974 年春治一胸腔积液的老人，西医透视因积液太深，未行穿刺，转中医门诊治疗。先生嘱自配子龙丸，如法服用，一月后透视，积液全部吸收。

控涎丹为攻逐痰饮之剂。舌下囊肿、关节囊肿及胸腔积液之证，均为停痰伏饮所致，先生据此，皆以其丸治之获愈，提供了辨证重在病机，异病同治的范例。我们根据先生的经验，对黏膜水肿类疾病，如鼻窦炎等，亦采用控涎丹，或祛痰之药治疗，每获良效。

略谈神经官能症的诊治

神经官能症诊断之难，在于：确有临床症状，经常发作，但用各种诊断方法，又找不出任何病灶或病原体，一般认为精神因素起重要作用，这种内脏器官的神经症，名之曰神经官能症，中医学所说的癔病，往往属于神经官能症一类。

中医学认为，精神情志的反常改变能使脏腑功能失调，反之，脏腑功能的失调又能导致精神方面的病变。故治疗此症，有时以精神疗法为主，说服、暗示可起主要作用，如"悲胜怒""恐胜喜"之类即是。有时必须用针、药以调整脏腑，如理气、祛痰、开窍等为主。说服暗示根本不起作用，如脏躁证，当治以甘润养液之甘麦大枣汤；气逆证，当治以理气行痰之乌药顺气汤，才能取效。曾以千金定志丸加入枣仁、龙眼肉；礞石滚痰丸加入二陈，分别治愈数例神经官能症——频频如癫痫病样发作的中年妇女，而不是通过克服和暗示来达到治疗目的。

根据上述事例，试问不通过精神疗法，仅凭药物治疗，而且只有用养脏、理气、祛痰等药物才可治愈的疾病，是神经官能症吗？就是说依目前的医学水平还发现不了病灶和致病物质的上述一类疾病，就能肯定是神经官能症吗？先生认为，就像目前解剖学上未发现经络而不能否定经络的存在一样，如果有朝一日，医学上能从形态观念方面发现什么是脏躁，气为什么逆，为什么痰能致厥，那末神经官能症这一病名，就必然在上述部分疾病中消失，最后剩下的，就可能是名副其实的神经官能症了。

谈胃肠病引起精神、神经症状的治法

　　由肠胃病所引起的精神失常和神经障碍，只是肠胃病全部症状中的一部分，但有的却很突出，常使其他肠胃症状显得极不重要，使患者和医生根本不去注意，这就常常抓不住病的本质，只对症处理，而久治不愈。

　　肠胃病之所以能使精神、神经失常，是由于消化不良引起营养缺乏和代谢紊乱或其他现在尚不明了的原因所致。这在中医术语叫做"肠胃不和，则九窍不通。"肠胃不和为什么能出现精神、神经症状呢？这首先应从肠胃的功能说起。肠胃主管吸取营养和排泄糟粕。营养物质通过肠胃到达耳目口鼻，人的听觉、视觉、味觉就灵敏，就正常，这叫"清阳出上窍"。饮食物经过消化吸收以后所剩下的糟粕，又经过肠道的泌别与排泄，下出前后二阴，人的大小便就正常，这叫"浊阴出下窍"。如果肠胃有病，不能充分吸收营养以增强上窍的机能，或者排泄障碍，糟粕不能彻底地、及时地出下窍，这叫"清阳不升，浊阴不降"。这样，耳目口鼻得不到正常营养，反受浊阴的蒙蔽，就可能发生幻听、幻视、幻觉等不正常现象。尤其是精神较为脆弱的人，或者有先天遗传因素的人，就更会这样。耳、目、口、鼻是七个窍，加前后二阴两个窍，共九个窍，所以叫做"肠胃不和则九窍不通"。

肠胃病所导致的九窍不和，常见的症状是头晕、目眩、耳鸣，以及烦躁、失眠，甚至谵妄、发狂等。后者属于意识障碍，中医术语不属于清窍，而称为迷了心窍。

肠胃病所引起的精神、神经失常症状和治法，如前面所谈的肠胃虚弱引起的癫痫案及痰结胃脘引起的癫痫案，还有"胃不和则眠不安"的失眠案等均属这个范畴。下面再说一个古人所治的发狂病案。

名医张子和，路过古亳（河南省亳县），遇见一个妇女，喜笑不止，已有半年。请过好多医生治疗，总不见效。张子和诊视后，令人把约 60 克重的一块沧盐，在火上烧红，放冷后研成细末，另取河水一大碗煎盐，三五沸后，离火放温，分三次饮下。饮后用钗（古时妇女插在头上的有柄金属装饰品）向喉咙探吐，结果吐出热痰约五大盏。又给予大剂黄连解毒汤，几天以后，就不再喜笑了。

中医认为，"脾为生痰之源"，所以脾胃运化功能失常，必致痰浊内生，热痰蒙蔽心窍，引发精神失常，喜笑不止。后世医家也有用瓜蒂、常山等涌吐痰涎者。

谈胃肠病的预防及治疗中
一些有关的问题

　　肠胃病对于人体的健康，关系极为重大，所以必须及时地、细心地治疗。但仅仅是治疗，这是不够的，最重要的问题，是经常防止胃肠病的发生，即所谓"治未病"。下面就谈谈这些问题。

　　肠胃病是怎样发生的呢？最常见的原因是：

　　1.饮食没有规律。进餐有时过早，有时过晚，可口的就吃得忒多，不可口的就吃得忒少，或任意吃冷食，吃零食，不按时，不定量，使胃肠的工作量紧一阵，松一阵，这就容易致成胃肠病。因此，有规律地进食，是防止胃肠病的首要问题。

　　2.恣食肥甘，缺乏素食。要保持胃肠的冲和之气，就得常吃些素食淡饭，适当地辅佐一些肉类肥甘食品。《素问·脏气法时论》主张，以五谷（粳米、小豆、麦、大豆、黄黍）为养（主食），以五果（桃、李、杏、栗、枣）为助，五畜（牛、羊、猪、狗、鸡）为益，五菜（葵、藿、薤、葱、韭）为充，就是这个意思。如果贪食肥甘，以酒为浆，就会使胃肠的冲和之气，变为湿热壅满，发生病变。所以提倡素食，对于防止胃肠病，也有助益。

　　3.缺乏适当的体力活动。适当的体力劳动能加强人体所有器官（包括胃肠在内）的锻炼。譬如体力劳动者的食量总比脑力劳动者为大，就是证明。古语说："饭后百步走，活到九十九。"这就是提示人们：适当的体力活动，是防止一切疾病的诀窍。

4.经常保持愉快的心情。过度的忧愁、悲伤、紧张、愤怒都能导致胃肠病的发生。因此，预防和治疗胃肠病，都要经常心情愉快，保持乐观主义。避免患得患失，自私自利，以正确的态度，来认识《内经》所说："恬淡虚无，真气从之，精神内守，病安从来。"

5.注意饮食卫生，防止病从口入。古人曾讲到"鱼馁而肉败不食"，这是说，凡腐烂的食物，吃了容易中毒。又，医书记载，吃柿子不可喝烧酒，吃大葱不能蘸蜂蜜等，也有一定参考价值。因此，选择食物，要注意新鲜、清洁，调和食品，要恰当、可口，防止发生副作用。

上面所讲的，是预防胃肠病的一般常识，下面再讲一讲在治疗过程中和治疗以后应当注意的一些问题。

1.症状消失，不等于胃肠病彻底治愈

中医中药治疗胃肠病，历来是依据症状来辨证施治，如果方药运用得当，常可收到意想不到的效果。但是慢性胃肠病，多发展为器质性病变，症状虽然可以很快地暂时消失，但创面需逐渐地恢复，因此服药应当持续一段时间，以巩固疗效。

2.用药要精炼

药物对证，便宜专攻，单方小方，既有效，又经济，应当大力提倡。因此，除了个别情况，应尽量避免开大方、贵方和杂乱无章的药方。疗效的大小，不在于方大药贵，而且大方贵药，病人限于经济，往往望而生畏，即使有些效果，也不能继续吃下去。

3.要使病人树立坚强的信心

胃肠病，包括器质性的，大多数是能够治愈的。但有时要走一些弯路，也是不可避免的。因此，医务工作者，要多掌握一些资料，细心诊断与治疗，全心全意为病人负责。病家也要与医生合作，认真按医嘱行事，耐心治疗，不要轻易丧失信心，弃而不治。

4. 要中西医结合

中医诊断，有片面性，中药治疗，也有局限性。譬如有一些疾病，如巨结肠、肠畸形、肿瘤、憩室等。中医诊断有困难，治疗也有困难，因此有时要借助于现代医学，采用中西医结合的方法。

5. 排除其他疾病

临床常有这样一些病人，肠胃症状很突出，但实际是其它疾病的一个症状。例如主诉是厌食，而实际是肝炎或妊娠；主诉是呕吐，而实际是尿毒症等。因此，做必要的检查，排除疑似症，也是必要的。

五对活血药的剖析

临床用活血药，常桃仁与红花、三棱与莪术、乳香与没药、灵脂与蒲黄、水蛭与虻虫伍用，两两相配。其配伍规律是什么？临床适应证的特点有无不同？值得研究。桃仁味苦性润，红花味辛性散，二药合用，濡润行散，善于活血通络，适用于周身经络血液干枯，运行不畅者。乳香苦温，辛香走窜，没药苦平，散血消结，二药合用，善于消肿止痛。以血瘀症见肿痛，或将成疮痈者，为其所长。莪术苦辛，破气中之血，三棱苦平，破血中之气，二药合用，气行血散，宜于血瘀气滞成块，或兼有胀感者。灵脂气臊燥湿，善治痰涎夹血成窠，蒲黄性滑利水，善能活血消瘀，二味合用，宜于水血混杂者。水蛭咸苦，虻虫味苦，二味合用，一飞一潜，血肉有情，能腐善蚀，宜于死血湮瘀，成癥瘕者。

桃红、乳没、棱术都是一苦一辛相伍，辛散苦降，相济成功。灵脂蒲黄，虽不是苦辛合用，但灵脂气臊，臊以气胜，近于辛，也能散；蒲黄甘平性滑，滑亦能降。至于虻虫善飞，飞者近于散；水蛭善潜，潜者近于降，也都是散与降相济成功。

正由于这些活血药配伍起来有濡润、消肿、宽胀、止痛、燥痰湿、破癥瘕的不同特长，故先生临床采用活血药常是这样：心绞痛有胀闷感者，方中配入三棱、莪术；跌打外伤，配入桃仁、红花，乳香、没药亦可用；痈肿作痛，则专门配入乳香、没药；胃脘痛和产后腹痛，常配入灵脂和蒲黄；肝脾肿大，或其他癥瘕积块，多用三棱、莪术，不效者再选用其他虫类药。

总之，活血化瘀诸药，有其共性，但各药也有其特性。血结、血瘀的情况不一，从部位来说有浅表或较深的差别。此外，还有夹痰或不夹痰，结硬或结而未硬等。因此，有的药之间可以互相代替，也有取其专长而绝不能代替者。下面几个单方，就属不能代替者。①《海上方》：唇干裂痛，桃仁同猪脂捣涂唇上。②《本事方》：有士人妻，舌忽胀满口，不能出声，一老叟教以蒲黄频掺，比晓乃愈。③《保生方》：上气喘急，蓬莪术15克，酒一盏半，煎服。（按：这是肺胀气喘，肺络郁血，症见口唇紫绀者）

本文从分析五对活血药性味功能入手，归纳其共性为辛散苦降，相济成功。其药配伍而有濡润、消肿、宽胀、止痛、燥痰湿、破癥瘕的不同特长。

总之，先生运用活血化瘀诸药的经验是：要注重活血药的共性与特性，要注重对药的配伍特长，要注重活血药适应证的特点。一言以蔽之，要辨证用药。

谈几味治呕药的运用

呕吐是胃肠病中最常见的一种症状，但不要一见到呕吐就用止呕药来处理，因为有些呕吐，是人体生来就具有的一种驱除病邪的本能。譬如我们有时饮食不注意，吃了一些霉烂或有毒的食物，或贪食过量，胃中胀饱不安，都会引起呕吐。这样的呕吐，能排除胃中的瘀积和毒素，对人体是一种保护性反应，是非常有益的。正因如此，所以在某些情况下，还要人为地造成呕吐，这就是中医临床治病八法之一的吐法。

但是从另一方面讲，如果呕吐不能排除病邪，又不能自己制止，频频发作，以致妨碍进食，或者出现其他不适的症状，这就是病态，就必须给予治疗。

中医学中止呕的药物是很多的，这里介绍几种常用的、简单的如下。

1. 生姜、半夏

这是治呕吐用得最广泛的两味药。汉代医家张仲景的《金匮要略》中有这样的记载："诸呕吐，谷不得下者，小半夏汤主之。"这里的"诸"，是一般情况下的意思。"谷不得下"，就是影响进食。呕吐既然影响进食，就不能听之任之，非治疗不可了。小半夏汤是半夏和生姜两味药所组成，这就说明半夏和生姜是止呕的常用药。临床处方，也常常是见到呕吐就加入生姜、半夏。

半夏配生姜之所以能治呕吐，是因为二药能把胃的上冲之气降下去，把胃的痉挛之性缓解开，这叫作降逆和胃止呕。但是这两味药，都是温性药，最适用于胃中偏寒的呕吐，而临床所见到的呕吐症，病机是多样的，并不一定都是胃中寒，因此要用生姜、半夏治疗"诸"呕吐，在配伍方面，还有其各不相同的"诸"法存在。

譬如《寿世保元》这部书上有一个治热吐的方子，是：

半夏（姜制）6克，干葛6克，青竹茹12克，甘草2.5克，加入生姜、大枣水煎服。

这个方子，实际是小半夏汤加入干葛、竹茹两味凉性药和大枣所组成，因为加了凉性药，也就适用于热性呕吐了。

半夏和生姜，如果配伍得法，固然可以治疗热性呕吐，但是热性呕吐还有更简便的小方效方，就是一味芦根。

2. 芦根

芦根，是芦苇的地下横根，是治热吐的特效药，而且药源普遍，各地的下洼水潦之处都有。热吐的特点，除了小便赤黄、口黏口渴以外，还有一个突出的特征是手心脚心发热。即使在别的症状看不出是热的情况下，如果这个病人的手足心比一般的正常人为热，这个热呕的诊断便基本是可靠的。

治疗呕吐，一般不用带油性的药品，像瓜蒌仁、桃仁、莱菔子、苏子等。在寒性呕吐中用了这些药，问题还不大；而在热性呕吐中，那就一定不要用。因为热吐需要清凉，而油腻之品却壅气助热，所以属于禁忌之列。

芦根性寒味甘，能清肺胃之虚热，止呕吐而不燥。《金匮玉函经》有这样一段记载："治五噎、吐逆、心膈气滞烦闷，芦根五钱，煮汁饮。"呕吐兼见烦闷，呕吐之后又消除不了烦闷，这就是热吐。

热吐在暑热季节发生得比较多，有的热吐用中西止吐药都效果不大，但用芦根煎饮，却能很快就好了。它不但效果快，而且不花钱，又气味清淡，人人能服，真算是治热吐的圣药。

3. 苏叶、黄连

苏叶、黄连，主治湿热呕吐。什么样的呕吐叫湿热呕吐？顾名思义，"湿热"是又湿又热，患者必舌苔又黄又黏腻，或者呕出酸苦黏液。这样的呕吐，常见于有慢性胃炎的患者，治疗时可用二陈汤加入苏叶和黄连。二陈汤是半夏、橘红、茯苓、甘草四味药再加入生姜煎服。这是一个除痰的方剂，方中已经包括小半夏汤在内，可以治痰多的呕吐。但若用以治湿热呕吐，因为它燥湿清热的力量不大，也就达不到止呕的效果，因此方中还是要加入黄连、苏叶，因为黄连能清热，又能燥湿，苏叶能降气，又能止呕，所以效果更好。

苏叶、黄连加入二陈汤内，苏叶一般可用 10~15 克，黄连可用 5~9 克。但如果湿热仅限于胃上口，没有大量的酸苦之水，却呕哕频繁，又呕不出什么时，只用少量的苏叶、黄连，不加入其他药物，效果也很好。

邻居王某，男，50 多岁，农民。偶尔似觉感冒，但没有明显的寒热症状，却频频作呕，又呕不出什么，从早至午，几无休止，非常苦恼，求治于先生。经诊察后，既不是寒吐，也不似单纯的热吐，舌苔微黄薄腻。即断为湿热呕吐，用黄连 1.5 克，苏叶 1 克，水煎服。

病人第二天来诉，此药服下后，胸中觉得十分拘紧，像有人用手大力抓住一般，想有意地试作呕吐，也不能了。自后再未服其他药，呕吐也未再作。苏叶黄连止呕方，来源于薛生白的《湿热条辨》，其方是黄连三五分，苏叶二三分，煎服。治湿热证"呕哕不止，昼夜不瘥"。"三五分""二三分"合一克左右，这样的小方，为什么能治呕哕不止这样的重病？说起来也真有趣，不要看它昼夜呕哕不止，其实这并不是什么重病，只不过是胃上口有点湿热，湿热刺激，才引起呕吐，而呕吐却排除不掉这样的湿热，所以才昼夜不止。用少量的黄连、苏叶，消除掉局部的湿热，不再刺激，也就不呕了。

苏叶、黄连有这样的止呕效果，所以有人治孕妇呕吐，也加入这两味药。但要知道，所有的止呕药都有针对性，苏叶、黄连同样也不能随便乱用。

4. 伏龙肝

伏龙肝俗名灶心土，是农村中烧杂草的炉灶底下年久烧成的红褐色土块。不要看不起这样的干泥巴块，它本质沉重，性能下降，气香性温。暖脾温胃，在胃气太虚，水药不受，别药入口即吐的情况下，用伏龙肝却有立竿见影之效。

1957 年的一个夏天，先生由家中返回诊所，一路上经过炎热太阳的曝晒，强烈耀眼的阳光照射，乍一进所，觉得屋子甚暗。忽闻室内有呻吟声，定睛细看，才看出是本所会计员王某。原来他患急性胃肠炎，剧吐剧泻一昼夜，已严重脱水。先生看了以后说用点药看看。所内另一西医大夫，因为服药即吐，主张停用一切药物，让胃休息，听其自然恢复。先生觉得西药不行，还有中药。大方不行，还有偏方。

便到邻家，从土灶里掘取灶心土一块，有小鸡子大，放在碗内捣碎，冲入开水，搅了几下，等粗渣沉淀后，将带土黄色混水，倾入另一碗中，乘温喝下。

一大碗混黄水，病人一口气喝下，竟未再吐。病愈后，患者追述说："那药真香"。伏龙肝味香，正常人是体会不到的，这只有在胃气大虚的情况下，才能觉出味香。中医讲"香入脾"，这证明两点：一是脾胃之气太虚，二是药极对症。

由于伏龙肝能镇吐，所以临床时对于一些难以服药的人，怕服药引起呕吐，常常先用伏龙肝煎水，再用此水煎药，往往可以避免服药后引起呕吐。

综合以上所述，常用的止吐药可以分为四组：

（1）半夏、生姜：适合于胃中偏寒的呕吐。尤其是生姜一味，就是止呕的特效药，如《食医心镜》记载：治呕吐不止，用生姜60克，加醋，用银器煎，连渣服下。

（2）苏叶、黄连：适合于湿热呕吐。尤其是苏叶一味，就能治干哕。《千金方》载：卒哕（干哕）不止，香苏浓煮，服三升（三大杯）。

（3）芦根：治热吐。

（4）伏龙肝：治胃虚水药俱不能受之吐。

以上诸药，都是以止呕吐为目的。但是呕吐毕竟是现象，而不是疾病的本质。有些病呕吐就是主症，呕止了，也就是病好了。但是还有些病，光治呕吐是不行的，还要找到导致呕吐的原发病，譬如肠梗阻、尿毒症、脑病等，这些病出现呕吐，只是主病中的一个次要症状，主病好了，呕吐也就停止了。因此，临床见到呕吐，不能都以单纯止吐为目标，用药不效，还要考虑其他一些原因，或送入医院，以防止耽误病情。

冲 脉 粗 谈

1. 冲脉的特点、作用及循行路线

冲脉属于奇经。凡属奇经，就和十二正经不同，它没有表里阴阳的配合，也没有与之相络属的脏和腑。但是它"受纳诸经之灌注，精血于此而蓄藏"（张景岳），又"主渗灌溪谷"（疟论），"渗诸阳，灌诸精"，"渗诸络，温肌肉"（《内经》），而且"上自头，下自足，后自背，前自腹，内自溪谷，外自肌肉，阴阳表里，无所不涉"（张景岳），因而"为五脏六腑之海，五脏六腑皆秉焉"（《内经》）。

冲脉不但作用与十二正经不同，就是它的起止和经行的路线，也较为特殊。它不与其他经脉相衔接，而是自成一支。根据《内经》《难经》的记载，有：

"冲脉、任脉，皆起于胞①中，上循背里，为经络之海，其浮而外者②，循腹右③上行，会于咽喉，别而络唇口。"（《灵枢·五音五味》）

"冲脉者，起于气街，并④少阴之经，夹脐上行，至胸中而散。"（《素问·骨空论》）

"冲脉者，起于气冲⑤，并足阳明之经，夹脐上行，至胸中而散。"（《难经·二十八难》）

这说明，冲脉从胞中起而上行，共分两支，前支循腹夹脐上行，后支循背里上行⑥。

冲脉除了上行的前后两支，还有下行的一支。《灵枢·逆顺肥瘦》说："其下者，注少阴之大络，出于气街，循阴股内廉，入腘中，伏行骭（一作骬）骨内，下至内踝之后属[7]而别。"（《灵枢·动输》与此略同）。至此又分两道，一道后而下：

"其下者，并于少阴之经，渗三阴。"在阴交穴与太阴、少阴合。

一道前而下：

"其前者，伏行出跗属下，循跗入大指间，渗诸络而温肌肉。"

冲脉不但有上行下行的主支，而且上行至胸中而散之后，还有一些末梢、别络，与其他经络有关系。它有一支别而络唇口（《灵枢·五音五味》），一支在咽喉与阴蹻脉交会（《难经·二十八难》），还有一支出于颃颡，渗诸阳，灌诸精。（《灵枢·逆顺肥瘦》）

此外，《灵枢·海论》还说："其输上在于大杼，下出于巨虚之上下廉。"《素问·痿论》又说"与阳明合于宗筋。"大杼是足太阳穴，上下巨虚是足阳明经穴，这样看来，冲脉与其他经络也有不少的关系。

附注：

①高士宗《医学真传》云："血海居膀胱之外，名曰胞中。"胞既可包括膀胱，亦即指整个盆腔。如指胞为子宫，则对于男子的冲任起源，就无法解释了。

②"其浮而外者"，《太素》称之为任脉。

③"右"字疑衍。《太素·任脉》《类经图翼卷九·奇病总论》俱无"右"字。

④"并"，比也，即平行的意思。是说冲脉夹脐上行，既与脐旁五分之少阴脉平行，也与夹脐二寸之阳明脉平行。

⑤气冲即气街。

⑥循背的一支，《灵枢·百病始生》《灵枢·岁露论》俱称为伏冲之脉。《素问·疟论》称为伏膂之脉。《甲乙经》作太冲之脉。《巢氏病源》亦作伏冲。启玄子云："伏膂之脉，谓膂筋之间，肾脉之伏行者也。"

⑦胫骨与跗骨之相连处曰属。

2. 冲脉为病的症状、病机与脉象

冲脉虽然可以分为上行、下行的主段和一些支络，但其中的主要部分却是上行循腹、循背的两支，所以本节所提冲脉之为病，也主要是在这一段上。

《素问·骨空论》云："冲脉为病，逆气里急。"这就是冲脉病的特点。但是逆气里急，怎样表现出来呢？其病理和治则又是怎样呢？下面就谈谈这些问题。

根据古代医籍的论述，逆气里急有以下各种表现形式：

（1）"青龙汤下已，多唾，口燥，寸脉沉，尺脉微，手足厥逆，气从少腹上冲胸咽，手足痹，其面翕热如醉状，因复下流阴股，小便难，时复冒者。"（《金匮要略》痰饮咳嗽篇）

（2）"心胸中大寒痛呕，不能饮食，腹中寒，上冲皮起，出见有头足，上下痛而不可触近者。"（《金匮要略》腹满寒疝宿食篇）

（3）"烧针令其汗，针处被寒，核起而赤者，必发奔豚，气从少腹上冲心者……"（《伤寒论》太阳篇）

（4）"奔豚，气上冲胸，腹痛，往来寒热。"（《金匮要略》奔豚气病篇）

（5）"奔豚病，从少腹起，上冲咽喉，发作欲死，复还止。"（同上）

（6）"阳衰之后，荣卫相干，阳损阴盛，结寒微动，肾

气上冲，咽喉塞噎，胁下急痛。"（《金匮要略》水气篇）

（7）"太阳病，无汗而小便反少，气上冲胸，口噤不得语，欲作刚痉。"（《金匮要略》痉湿暍病篇）

（8）"伤寒阴阳易之为病，其人身体重，少气，少腹里急，或引阴中拘挛，热上冲胸，头重不欲举，眼中生花，膝胫拘急者。"（《伤寒论》阴阳易篇）

（9）"胃脉四道为冲脉所逆，胁下少阳脉二道而反上行，名曰厥逆。其症气上冲咽，不得息，而喘息有音，不得卧。"（李东垣）

（10）"假令得肾脉，其外症面黑善恐欠，其内症脐下有动气，按之牢若痛，其病逆气，少腹急痛。"（《难经·十六难》）

除此以外，还可以列举一些，但仅从以上几条也可以看出，其中有一个共同点，就是逆气而里急。也就是李东垣所说的："凡逆气上冲，或兼里急，或作躁，皆冲脉逆也。"

逆气里急虽然是冲脉之病，但是根据上列各条，都只能说是通过其他脏腑迫使冲脉气逆，而不是冲脉自身受病。如《难经·十六难》的一段，虞注就说："肾气不足，伤及冲脉，故逆。""伤"，就是影响的意思。因此，这里主要研究一下，都有哪些脏腑，什么病因能影响到冲脉。

叶天士云："凡冲气攻痛，从背而上者，系督脉为病，治在少阴。从腹而上者，系冲任主病，治在厥阴，或填补阳明。"（《医学举要》）。这是把冲脉为病联系到其他的内脏的具体提法。

叶氏把冲脉病逆气里急的病机，推原到肝和肾，其理论根据实来源于《素问·阴阳离合论》。论中说："圣人南面而立，前曰广明，后曰太冲，太冲之地，名曰少阴。"这可以推理循背的一支，融会于肾脉。又说："少阴之前，名曰厥阴。"这又提示循腹上行必与肝发生关系。所以叶氏才根据从背、从腹，分别治疗少阴或厥阴。

叶氏把冲脉的前后二支分别联系到肝和肾，除在理论上有《阴阳离合论》作根据外，也有临床实践的体会。譬如前面所列举的几条中，1、3、6都应治少阴，4、5都应治厥阴，而2就要填补阳明。但是从背而上、从腹而上，诊断上并不容易分析清楚，于是也有不分前后，把肝肾的作用统一起来作为冲脉为病的病机的。如张寿甫说："冲脉为肾脏之辅弼，气化相通，是以肾虚之人冲气多不能收敛而有上冲之弊。况冲脉上系，原隶阳明胃腑，因冲气上冲，胃腑之气亦失其息息下行之常，或亦转而上逆，阻塞饮食，不能下行，多化痰涎，因腹中膨闷，嗳气呃逆，连连不止，甚则两胁胀痛，头目眩晕。其脉则弦硬而长，乃肝脉之象也。盖冲气上冲之症，固由于肾脏之虚，亦多由肝气之横恣。素性多怒之人，其肝气之暴发，更助冲、胃之气上逆，故脉象如此。"这样，他把冲脉病说成是肾虚，只有其中之甚者，是素性多怒之人，兼肝气横恣之故，其脉亦弦硬而长。

张寿甫把冲脉病说成是肝、肾、冲、胃统一体的因果关系，与叶氏有所不同，但都把病机归之于肝肾，则是一致的。

临床治逆气里急，既可以温肾纳气，有时又要平肝镇肝，更有的应当温摄与潜镇并用。不管怎样治疗，都需要脉证合参，仅凭不易掌握的从背从腹，或以为冲病本肾虚，病甚由肝旺等教条般地分析，是不妥当的。

逆气里急，不但可以由肝肾通过冲脉而出现，实质是不论哪个脏器，只要受邪后引起脏气不安，就都可能出现。如

《灵枢·四时气》说:"腹中常鸣,气上冲胸,喘不能久立,邪在大肠……小肠控睾引腰脊,上冲心,邪在小肠者,联睾系……善呕,呕有苦……邪在胆,逆在胃……邪在胃脘,小腹肿痛,不得小便,邪在三焦。"以上出现的喘、气上冲胸、呕、饮食不下、小腹肿痛、不得小便等逆气里急的症状,病灶都不在肝肾,这说明导致逆气里急的原因是很广泛的。

下面再谈谈冲病的脉象。

张锡纯论冲病肝旺的脉象是弦硬而长,这与《脉经》同。《脉经》云:"两手脉浮之俱有阳,沉之俱有阴,阴阳皆盛(轻按重按俱有力),此冲督之脉也。"又说:"脉来中央坚实,径至关者,冲脉也,动苦少腹痛,上抢心,有疝瘕遗尿,胁支烦满,女子绝孕(此本于《素问·骨空论》督脉病)"。又说:"尺寸俱牢,直上直下,此乃冲脉,胸中有寒也。"

张锡纯和《脉经》,都以弦牢为冲病的脉象,也只是提示逆气里急时的一般脉象,并不是说所有的逆气里急都一定脉象弦牢。李东垣说:"盖此病随四时寒热温凉治之。"冲病既然有寒热温凉的不同,脉象自然也不能一致,譬如《金匮要略·痰饮咳嗽篇》服小青龙汤之后出现的气上冲,就是寸脉沉,尺脉微,而不是弦牢或弦长。因此,对于冲病的脉象,应该说主要是弦长或弦牢,但也不排除其他脉象,如脉沉、脉微或浮大无力等。

这里还要说明一下:肝气横逆,肾气不摄,并不都叫冲脉病。譬如肾不纳气,而只是短气;肾水凌心,只是心下悸;肝气犯胃,只是呕吐,却不出现逆气里急的症状,就只叫肾虚或肝气而不叫冲脉病。只有出现逆气里急,如气上撞心，上冲咽喉等，才算冲脉为病。

3. 逆气里急的治法

冲脉为病既然有从腹从背之别，有少阴、厥阴之逆的结果。因此，凡能潜纳肾气、平肝、镇肝的药物，就是降冲的药物。也可以说，除了安肾镇肝的药物，就很少有所谓降冲的药物，如果有，也只是一些降胃的药，如半夏、代赭石之类。由于安肾、镇肝可以降冲，所以这一类的治法，有时也叫降冲、镇冲、安冲等。

治冲既然是或治肝或治肾，李东垣也说："随四时寒热温凉治之"，这就说明治冲需要辨证，没有成方可守。譬如前面所提的古医籍所载，就有火、有寒、有寒邪挟水之异，没有可以通用的方剂。这就要重新认识"诸逆上冲皆属于火"的问题。

"诸逆上冲，皆属于火"，见于《素问·至真要大论》中的病机十九条。张景岳解释说："火性炎上，故诸逆上冲皆属于火。然诸脏诸经皆有逆气，则其阴阳虚实有不同矣。……虽诸逆上冲皆属于火，但阳盛者火之实，阳衰者火之虚，治分补泻，当于此察之矣。"从这段解释来看，张景岳已经很明白，诸逆上冲并非皆属于火，只是要为病机十九条圆其说，才提出火分虚实，治分补泻。但试问：火衰也能算火吗？

诸逆上冲，未必皆属于火，这已很清楚。然而如果是冷气上冲的话，则又毫无疑问的确属于火，这又是一条定理定则。如朱丹溪说："上升之气，自肝而肺，中挟相火，自下而出，其热为甚，自觉其冷，非真冷也，火极似水，积热之甚。"余师愚也说："病人自言胃出冷气，非真冷也，乃上升之气，自肝而出，中挟相火，自下而上……阳亢逼阴，故有冷气。"至于治法，丹溪主张，投以辛凉，行以辛温，制伏肝邪；治以咸寒，佐以甘温，收以苦甘，和以甘淡，补养阴血，阳自相附。

逆气上冲，有从丹田起，急速撞击而上，发为呃逆，对比之下，其他冲逆反觉势缓力弱，这是冲脉逆气的典型症状，也必属于火。《临证指南医案》中，邹时乘曾说："丹溪谓呃逆属于肝肾之阴虚者，其气必从脐下直冲上出于口，断续作声，必由相火炎上，挟其冲气，乃能逆上为呃，用大补阴丸峻补真阴，承制相火。东垣尝谓阴火上冲而吸气不得入，胃脉反逆，阴中伏阳即为呃，用滋肾丸以泻阴中伏热。"

由此可见，只有上冲之觉有冷气者，或自下急速上冲，呃逆连声者，才必属于火。其余逆气上冲诸症，属火的固然不少，而属虚寒者，亦常有之。则"诸逆上冲皆属于火"，自不能教条式地看待。

4. 其他冲脉病

"逆气里急"，这只是冲脉为病的主要表现，并非除此以外再无所谓冲脉病。根据《内经》，冲脉还能有如下的一些病理表现。

（1）月事衰少及时时前后血

《素问·上古天真论》："女子……二七而天癸至，任脉通，太冲脉盛，月事以时下，故有子。""七七任脉虚，太冲脉衰少，天癸竭，地道不通，故形坏而无子也。"这说明冲脉与月经有关系。冲任旺盛，月经就会按时而下，反之，冲任脉虚，就会经闭不来。张景岳说："胞络者，子宫之络脉也。"又说："胞中之络，冲脉之络也。"冲为血海，所以子宫之络脉出血，或月事不来，都是冲脉病。张锡纯有理冲汤、理冲丸、安冲汤、固冲汤、温冲汤等方，其方之所以名冲，就是因为都是治的冲脉病。尤其是固冲汤和安冲汤，都治月经多而且久，过期不止，或不时漏下，更证明是治的子宫络脉损伤，也就是冲任之络损伤。

张氏固冲汤、安冲汤的立方本旨，来源于《素问·腹中论》的四乌鲗骨－蒀茹丸。该方治"少年时有所大脱血，若醉入房中，气竭肝伤，故月事衰少不来"，及"时时前后血"之病。《腹中论》把冲脉损伤称为肝伤之病，可见冲脉、子宫、肝经三者，在中医学的术语中，有时所指相同，不能强分。

（2）子喑

《素问·奇病论》云："人有重身，九月而喑，此为何也？岐伯曰：胞之络脉绝也。"张景岳认为，胞之络脉，就是冲任之络，就是说，子宫中冲任之络脉，受已发育到九个月的胎儿的压迫，致使与肾脉阻绝不能相通（冲脉起于肾下），肾气不能上达喉咙与舌本，所以声音不出而形成子喑。这样看来，子喑虽然是由于肾脉阻绝，但其所以阻绝，则是胞中冲脉受压迫，不能与肾相通的缘故。

（3）无须

《灵枢·五音五味》提到：冲脉能充肤热肉，淡渗皮毛，其浮而外者，循腹上行，会于咽喉，别而络唇口，所以唇口生髭须。在妇女则由于月事以时下，屡屡脱血。在宦者则由于去其宗筋，使冲脉受伤，血泻不复，都不生髭须。此外，还有天阉，虽然未脱血，也未去宗筋，但是先天就冲脉不足，所以也不生髭须。

（4）跗上脉不动

《灵枢·动输》云：冲脉"并少阴之经，下入内踝之后，入足下。其别者，斜入踝，出属跗上，入大趾之间，注诸络,以温足胫,此脉之常动者也。"《灵枢·逆顺肥瘦》认为,"别络结则跗上不动,不动则厥,厥则寒矣。"这里所说的冲脉别络结,很像下肢脉管炎。

（5）两股如沃汤之状

《灵枢·百病始生》云:"其着于伏冲之脉者,揣之应而动,发则热气下于两股,如沃汤之状。"这是由于冲脉"其下者,注少阴之大络,出于气街,循股内廉,"所以病在伏冲之脉,能出现这样的症状。

两股如沃汤之状,亦见于胞痹。《素问·痹论》云:"胞痹者,少腹膀胱,按之内痛,若沃以汤,涩于小便,上为清涕。"全元起本"内痛"作"两髀"。"髀",即股,与上文"热气下于两股"相同。

冲脉病能致热气下于两股的最好说明,是《金匮要略·痰饮咳嗽篇》的一段:"青龙汤下已,多唾口燥,寸脉沉,尺脉微,手足厥逆,气从少腹上冲胸咽手足痹,其面翕热如醉状,因复下流阴股,小便难……"这是说咳逆倚息不得卧的病人,本来就肺气不降,逐渐加重,就更令肾不纳气。冲脉起于肾下,"为肾脏之辅弼,气化相通",肾气本来就不固摄,又与以发越的小青龙汤,就更容易助长肾气上冲之势,所以致成"气从少腹上冲胸咽",面部也"翕热如醉状。"当药力已过之后,倏又热气下于两股,如沃汤之状。这样的上冲下溜,证明了冲脉有上行、下行的两条路线,也证明了肾气不摄则冲脉易动,这也就是叶天士所说"冲脉之伏脊而行者治在少阴"的举例。

热气下于两股,很像西医学所说的"李文斯顿氏（Living ston）三角"。这个三角,在缝匠肌内缘,大腿内侧缘,以及腹股沟韧带下一半所构成之三角区。在急性肾盂肾炎或输尿管炎急性梗阻时，此三角区内之皮肤，对粗糙刺激感觉过敏，并且此区内体温稍高，皮肤发红。皮肤划痕，温热感觉过敏，亦可能存在。此等证候，只限于三角内，并以中心部最显著。尿自梗阻之肾流出后，72 小时之内，此等证候则消失。出现这种情况，西医学称之为"腹内疾病之皮肤征候"，还没有令人信服的病理解释，但这与冲脉起于肾下，热气下于两股，非常符合。

（6）便难

便难，是伴随逆气里急所出现的症状，不出现逆气里急，也就不会出现便难。由于逆气里急，则不但胃失其息息下行之常，所有的气、血、津、液，也都随着受到影响，所以"便难"，也是胃脉四道为冲脉所逆的结果。

便难随着逆气里急而出现的有：《素问·骨空论》："此（伏冲）生病，从少腹上冲心而痛，不得前后（大、小便），为冲疝。"《金匮要略·痓湿暍篇》："太阳病，无汗而小便反少，气上冲胸，口噤不得语，欲作刚痓，葛根汤主之。"《金匮要略·腹满寒疝宿食篇》："趺阳脉微弦，法当腹满，不满者必便难，两胠疼痛，此虚寒从下上也。"这几条之所以出现便难，都是由于气上冲，或"虚寒从下上"，致使气机不能下降而造成的。不过欲作刚痓的气上冲胸，是外邪郁闭所引起，其病机与《伤寒论》中"太阳阳明合病不下利但呕"相同，而"虚寒从下上""两胠疼痛"，则是下焦虚寒所致，所以重点都不治冲。主症愈后，冲气自平，冲气既平，大小溲也就不难了。

（7）喘动应手

这是指的按压腹部深处，腹主动脉喘[⑧]动应手，未必是病态。《素问·举痛论》："寒气客于冲脉，冲脉起于关元，随腹直上。寒气客则脉不通，脉不通则气因之，故喘动应手矣。"

附注：

⑧："喘动"，是跳动快的意思。如《素问·平人气象论》："盛喘数绝者，则病在中。""病心脉来，喘喘连属。"《素问·三部九候论》："盛、躁、喘、数者为阳。"《灵枢·热病》："热病七八日，脉口动喘而短者，急刺之。""热病已得汗出，而脉尚躁喘……喘甚者死。"张景岳注：动疾如喘。

5.关于冲脉的名称问题

目前《中医基础学》对于奇经的论述，冲、任、督三经，名称固定，路线分明。循腹中央直上的为任脉，夹脐上行的为冲脉，循背上行的为督脉，循行路线不同，名称、主病也各不相同。但在《内经》的不同篇章中，名称就不统一，有时还混淆不清。如《素问·骨空论》论督脉云："其少腹直上者，贯脐中央，上贯心。入喉，上颐，环唇，上系两目之下中央。"这实质就是现在所说的任脉，但《骨空论》仍称之为督脉。又如："此生病，从少腹上冲心而痛，不得前后，为冲疝。"这实质是伏冲之脉，而《骨空论》也属之于督脉。启玄子云："任脉循背，谓之督脉。自少腹直上者，谓之任脉，亦谓之督脉。由此言之，则是以背腹分阴阳而言任督脉，若云脉者，则名虽异而体则一耳，故曰：任脉、冲脉、督脉，一源而三歧也。"他又说："三脉，本同一体，督脉即冲任之纲领，任冲即督脉之别名耳。"这说明：古人言督脉，可以概括冲、任，而言冲、任，则只是指出督脉的其一分支。

然而也有的认为：并非循背就叫督脉，循腹就叫任脉。循背者有督脉，也有任脉，循腹者有督脉，也有冲脉。甚至冲脉与少阴脉合而盛大之后，仍然不能以少阴脉代替冲脉，仍然少阴是少阴，冲脉是冲脉。如《素问·骨空论》："其少腹直上者，贯脐中央，……"杨上善注："有人见此少腹直上者，不细思审，谓此督脉以为任脉，殊为未当也。"

又，《灵枢·百病始生》张景岳注伏冲之脉云："其上行者，循背里，络于督脉。"既云络于督脉，即督是督，冲是冲，虽相络，但不是一脉。

又，《灵枢·动输》：足少阴因何而动？岐伯曰："冲脉者，起于肾下……并少阴之经，下入内踝之后，此脉之常动者也。杨上善《太素·卷十冲脉》注："其下行者，注少阴之大络下行，然不是少阴脉。"这说明冲脉与少阴脉已合为一脉，仍然少阴是少阴，冲脉是冲脉。可是《素问·疟论》启玄子注："伏膂之脉，谓膂筋之间，肾脉之伏行者也。"又把冲脉和少阴看成一脉。

又，《难经·二十八难》："冲脉者，起于气冲，并少阴之经，夹脐上行，至胸中而散。""并"，平行的意思，平行，仍不等于冲脉即少阴脉。但《针灸大成》认为，横骨、大赫、气穴、四满、中注、肓俞、商曲、石关、阴都、通谷、幽门左右二十二个少阴经穴位，是少阴冲脉之会。这些穴位，主治腹痛、哕、噫、呕逆、大便不通、逆气肠鸣、气抢胁下等逆气里急的症状，也是冲脉的主病。这又证明冲脉和少阴不能分家。

6. 关于冲脉的一些不成熟的看法

（1）根据《素问·上古天真论》，女子二七任脉通，太冲脉盛，就月事以时下，七七任脉虚，太冲脉衰少，就天癸竭，地道不通。《灵枢·五音五味》又提到冲脉络口唇，男子就生髭须。女子月经，宦者去宗筋，伤及冲脉就不生髭须，可见冲脉与副性征有关系。尤其是男子的脐中线，上至胸，下至曲骨，多毫毛密布，而女子则无此现象，这既与副性征有关系，也与冲脉夹脐上行至胸中而散相符合。因此，可以假设，冲脉的作用，是指性激素而言。

（2）人身的气血津液活动，是有升有降的，升而不冲，降而不陷，才能达到矛盾的统一。如果在某些情况下，但降不升，或降多升少，就是气下陷。反之，若但升不降，或升多降少，就是气上冲。前者可以说是冲脉之不及，后者可以说是冲脉之太过。无论陷或冲，都是腹内脏器在某种病因作用下所呈现的不同反应。那么存不存在冲脉之为病，决定于有没有逆气里急这一症状，也就是说，出现了逆气里急这一症状，就算冲脉病。譬如说，由于肠梗阻而出现腹痛呕吐，也影响到冲脉。那么冲脉之为病，实质是所有内脏冲逆不安的概念。后世医书，对于逆气上冲之证，多归属于肝肾，而且冲脉没有自己独立的穴位，其并少阴之脉下行，离开少阴也找不到冲脉，都可以对冲脉的有无，打个问号。

（3）冲脉可能是束，而不是线。如果确实存在冲脉，但根据腹部毫毛及唇口髭须的分布，以及渗诸阳，温诸经，充肤热肉，温足胫等冲脉作用，都不是线。"至胸中而散"，可能是束的松散。另据冲脉夹脐，既可并阳明之经，又可并少阴之经，也足以作为束的证明。

谈清阳下陷与阴火上冲

什么是清阳？什么是阴火？清阳为什么下陷？阴火为什么上冲？清阳下陷与阴火上冲又都表现出哪些症状？李东垣说得很明白，他说："内伤饮食不节，或劳役所伤，……脾胃不足，荣气下流而乘肾肝，此痿厥气逆之渐也。……既下流，其心肺无所秉受，皮肤间无阳，失其荣卫之外护，故阳分皮毛之间虚弱，但见风见寒，或居阴寒处，便恶之也。"他所说的"荣气下流，"正如他在《内外伤辨惑论·辨阴证阳证》中所说的"元气、谷气、荣气、清气、卫气，生发诸阳上升之气……其实一也，"是清阳下陷的同义语。清阳本应发腠理，若不发腠理，而反下流肝肾之分野，就会皮肤无阳，因而恶风恶寒。他又说："但避风寒，及温暖处，或添衣盖，温养其皮肤，所恶风寒便不见矣。"这是他把内伤清阳下陷的恶寒和外感表证"重衣下幕"尚不能彻底消除的恶寒，作了明确的鉴别。

他解释阴火上冲说："是热也，非表伤寒邪皮毛间发热也，乃肾间受脾胃下流之湿气，闭塞其下，致阴火上冲，作蒸蒸而躁热。"其症状是"上彻头顶，旁彻皮毛，浑身躁热作，须待祖衣露居，近寒凉处即已，或热极而汗亦解"。这说明：促成阴火的物质基础，是下流肝肾的脾胃之湿，而其所以化为阴火，并使之上冲，关键在于"闭塞其下"。因为脾湿下流，在一般情况下，只不过是清阳下陷，只有在脾湿下流的同时，又闭塞其下，如下窍或下部某些脏器湿热肿胀，脾湿不能外泄，才能滞留不去，化为阴火，因为"火之为物，本无形持，不能孤立，必与一物相附丽，而始得存"（费晋卿语）。也就是说，脱离开病理组织或病理产物，火是不存在的。而下流之湿，闭塞其下，正好郁遏下焦阳气的升发运行，使其附丽而化成阴火。

阴火既不是生理的需要，就必受正气的排斥，不能下泄，就必然上冲，所以才上彻头顶，旁彻皮毛，浑身躁热。这段文字对于阴火的成因与症状，解释得很具体。

清阳下陷与阴火上冲，具体说明见于李东垣的《内外伤辨惑论》，但其理论根据，实创始于《内经》。《素问·阴阳应象大论》云："清阳出上窍，浊阴出下窍；清阳发腠理，浊阴走五脏；清阳实四肢，浊阴归六腑。"这里出上窍、发腠理、实四肢的清阳，是指饮食物消化后营养物质之轻清者。走五脏的浊阴，是指营养物质之稠浊者。出下窍的浊阴则指饮食物被消化吸收以后残留的糟粕。归六腑的浊阴，则当是稠浊营养物质与糟粕之间尚未分解的混合体。这就是健康人对于饮食物消化后的吸收与排泄过程。如果营养物质之清者，不出上窍，不发腠理，不实四肢；而营养物质之浊者以及糟粕之类，不走五脏，不归六腑，不出下窍，这就叫做清阳不升，浊阴不降。《素问·阴阳应象大论》又说："清气在下，则生飧泄，浊气在上，则生䐜胀，此阴阳反作，病之逆从也。"这就形成了病态。

"飧泄"和"䐜胀"，这只不过是"阴阳反作"之后所出现的证状的重点举例而已，临床所见，清阳下陷与浊阴上逆，都各有其一系列的证候群。清气在下，除了出现常见的飧泄，还能出现带下、淋浊或崩漏下血等症状。同时由于肤表无阳，就时时恶寒，喜暖就温，以及惨惨不乐、声乏气怯、饮食乏味等。飧泄、淋浊、崩带等症，近代医学都归属于下部某些器官、组织的慢性炎症，这些炎症的渗出和排泄物，也是浊阴，也出下窍。因此殢泄、带、浊等患者，不一定都出现阴火上冲。只有这些浊阴不出下窍，或者下窍不利而受到壅遏，即所谓"脾胃下流之湿闭塞其下，"才郁而化火，逆而上冲，这就叫做阴火上冲。阴火上冲常致胸中满闷，满闷也是䐜胀之类。同时火寻出窍，这就会或从三焦找皮毛为出路，而出现不定时的躁热，倏又自汗，使郁火得泄而躁热暂解。或出肝窍而两眼昏花、头昏脑涨。或出肾窍而耳鸣、耳聋等。《素问·四气调神大论》所谓"阳气者闭塞，地气者冒明"，对于这一证候群也是最恰当的写照。

从以上所述可以看出，荣气上升，则为清阳，清阳是属于生理性的；而荣气下流，则为脾湿，脾湿是属于病理性的。其所以由生理变成病理，关键是劳伤脾胃，使脾不升清的结果。脾胃之气越下陷，下焦之湿越重，越容易闭塞其下，出现阴火上冲的机会越多。反之，如果脾健气升，则湿化阳升，阴火就不容易产生。这就形成了这样一个公式：

脾健→阴火衰，脾弱→阴火盛。

这种关系，李东垣称之为"火与元气不两立"。

生理性的清阳，既然可以由于劳伤脾胃而转变为病理的脾湿，那么要从病理状态的脾湿恢复正常的清阳，就理所当然地也要求之于脾胃了。因此，治疗清阳下陷，必须补中益气。参、术、芪、草是必用的药物。在出现阴火的情况下，酌加苓、泽以利下窍，少加连、柏以泻阴火，也是必要的。中医学中有所谓"甘温除大热"一法，就是指用参术芪草补中益气以治疗清阳下陷的发热而说的。

李东垣补中益气汤，是治清阳下陷的一张示范方剂。其余如调中益气汤、清暑益气汤、升阳除湿汤、益气聪明汤、除湿补气汤，都是在补脾升阳的基础上随症加减而成，而补脾胃泻阴火升阳汤，则是兼治阴火上冲，李东垣《脾胃论》深得《内经》之旨。古人云："不读东垣书，则内伤不明。"这是深有体会的评语。

谈《易》与医

1. 从《易》与医的起源谈起

《易》是讲卜筮的书，医是"治病工"（见《说文》）。卜筮和治病，是两种不同的职业，但在中国古时，却都是"巫"的事，巫，是跳大神的人。《说文》："祝也，女能事无形以舞降神者也，象人两袖舞形"（按：巫亦包括男巫。《楚语》："在男曰觋，在女曰巫。"《周礼·春官神仕疏》则说："男，阳，有两称，曰巫，曰觋；女，阴，不变，直名巫，无觋称。"）。"筮"字从巫。"医"繁体字作"醫"《集韵》作"毉"，亦从巫，可证。

卜筮和治病，虽然都是巫的事，但在分工上也有所侧重，如《吕氏春秋》就说："巫彭作医，巫咸作筮，"当时虽然有的人信巫，有的人信医（《史记》"病有六不治"，"信巫不信医"就是六不治之一），但大多数是巫、医并重，就连贵族中也是这样，如《左传》中晋侯病，就请了桑田巫，同时请来当时的名医医缓。

学术是不断发展的，卜筮由技术上升为理论，医学由简单到复杂，这就不是巫的事了。这样，不但思想体系二者各有不同的发展，就是作为职业来说，也各自成为专业，在

《周礼》，医师隶于家宰，筮人隶于宗伯，实际上已分了家。

2.《易》学的发展及其思想内容

《易》与医虽然分了家，但是易学在哲理方面的发展，至今还明显地与医学有着千丝万缕的关系。为了讲明《易》与医的这种关系，首先要简要地介绍一下《易》的发展及思想内容。

《易》的最初，只有占卜的形式，以后才逐渐形成哲理。谈哲理有文字可查的是从孔子的"系辞"上下传开始的，尤其到了宋代一些著名的理学家，对《易》的哲理的形成，影响更大，总体来说，"易"有变易之义。《系辞上传》："生生之谓易。"注："阳生阴，阴生阳，其变无穷。"也就是说，自然或人事，都不断地变化，有正常的变化，也有不测的变化，《易》就是对这些变化的预测和解释，所以说："讲易见天心。""天心"亦即自然界的奥秘之意，"见天心"就是发现和解决这些奥秘。

《系辞上传·十二章》："形而上者谓之道，形而下者谓之器。"这里所谓的"道"和"器"，也就是理论和技术的意思。八卦，重之为六十四卦，三百八十四爻分阴爻阳爻，揲蓍、灼龟等，都是技术上的问题，是可以看到的，所以是"形而下"。而从这些卦爻之中，推演到一切事物发展变化的哲理，这就是"道"。"道"是难用图象作说明的，所以称之为"形而上"。但哲理是从事物现象推演而来，所以形上之道，不能离开形下之器，也就是说，如果没有形下之器作依据，是不能升华为形上之道的。

《易》既然从占卜的技术发展成一种哲理，于是学《易》者也就形成了两派：一派仍停留在占卜上，以揲蓍问卦作为职业；一派则推演道理，研究宇宙的变化。因为《易》的卦爻有数也有理，前者重数不重理，必走入唯心论的泥坑；后者则是借数说理，其重在理，就形成了一种朴素的哲学思想。在祖国的学术思想和文化遗产上，几乎每一领域都受《易》的影响，中医学自然也不能例外。所以医学虽然与卜筮早已分了家，但在哲理方面，甚至其他方面，仍然与《易》有着千丝万缕的关系。这种关系，张景岳在《类经附翼》中就有"医易"一篇作了专门的论述，他说："天人一理者，一此阴阳也，医易同源者，一此变化也。岂非医易相通，理无二致？可以医而不知易乎？"

此外，日本《东洋学会志》[29（2），1978] 西泽道允，在其"自然科学与阴阳五行的生理和中医治则"一文中就提到：想真正领会和运用针灸、《伤寒论》、《内经》等的精神实质，就要先读《易经》。这也说明了医易关系的密切。

《易》的流派，最初有三家，即《连山》《归藏》和《周易》。《连山》相传为神农所作，一说夏易《连山》。它是以艮为首，象山之出云，连连不绝。《归藏》相传为黄帝所作，也有的说殷易《归藏》的，是以坤为首，象万物归藏于地。《周易》相传为文王、周公、孔子所作。因伏羲所画八卦，重之为六十四卦，三百八十四爻。秦焚书，《周易》独以卜筮得存，故于诸经中最为完善。其所以名为《周易》，有人说是因为易的道理周普，无所不备。也有的说，周指歧阳是地名，即"周原朊朊"（《诗·大雅·文王之什·绵九章》）之周，所以别于殷易。《连山》《归藏》均已佚，现只存有《周易》。凡我国文化学术受易学影响的，都是由于《周易》一书。

（1）《周易》简介

现存之《周易》，共分"上经""下经""系辞上传""系辞下传""说卦传""序卦传"及"杂卦传"七篇，上经三十卦，下经三十四卦，每卦之六爻，相传为伏羲所画。卦下所系之辞，称为卦辞，是文王所作，以断一卦之吉凶。每爻下所系之辞，称为爻辞，是周公所作，以断一爻之吉凶。文王所系之辞，孔子又加以解释与发挥者，称为"彖曰"，亦即彖之含义的意思。其解释每卦卦象之辞，称为"象曰"，亦即"象辞"，亦系周公所作。但卦内各爻之"象曰"，有人认为是孔子所作。

"系辞上传"十二章，"系辞下传"亦十二章。"系辞"的本意，系指卦下所系之彖辞与爻下所系之爻辞，上下两篇系辞相传都是孔子所作，系综合性地论述彖辞与爻辞的体例，并加以阐发者，因为无经可附，故独立成篇，称为"系辞。"这纯属于哲理方面。

"说卦传"，是比类推广八卦之象，属于《易》之形而下者。

"序卦传"，共上下两篇，解释卦名的涵义与卦之次序。

"杂卦传"，一篇，简释卦名之意义。

（2）《易》的思想基础

全部《周易》讲的是阴阳。因为"阴阳者，天地之道也，万物之纲纪，变化之父母，生杀之本始"。阴阳的来源，基于太极，太极是阴阳之未分。

所谓"太极"，也只是一种抽象概念，它不是指的任何事物，但任何事物，都可以用太极来解释。譬如天地之未分，就是太极。分了，则轻清者上升而为天，属阳；重浊者下凝而为地，属阴。依此类推，任何事物的阴阳未分之时，都有一太极。宋代理学大师周敦颐就说："无极而太极，如吾心寂然无思，万善未发，是无极也。然此心未发，自有昭然不昧之本体，是太极也。"也就是说，当我们头脑未作活动的时候，就是一个太极，一旦动起来，或向好处想，或向坏处想，也就是太极分阴阳。又如，一个鸡子，也就是一个太极，孵出小鸡可分雌雄，就生阴阳了。所以太极一分为二，就是阴阳；阴阳合二为一，就是太极。

但阴阳是复杂的，以阴或阳各作为一个太极，则阴阳之中复有阴阳。这样，阴阳就数之可千，推之可万了。

八卦之上，复各加以八卦，即成六十四重卦。不是简单相加而成，而是在八卦的基础上，依照一分为二的增一倍法，由下至上，阴阳交错而自然形成的。"系辞上传"所谓："刚柔相摩，八卦相荡。"邵康节称为"八分为十六，十六分为三十二，三十二分为六十四"。也就是"数之可千，推之可万，万之大不可胜数"的意思。

外卦加内卦形成六十四个独立的新卦，也有这样一种涵义，即任何事物的发展与变化，都是可以分阶段的。由第一阶段进入第二阶段，是属突变，突变可能会有波折。也就是说，分阶段看一切事物的发展与变化，每一阶段都是渐进的、量变的；而从前一阶段进入后一阶段，则往往是突变的、质变的。

内卦加外卦而定新名，"三多凶，四多惧"（"系辞传·第九章"），提示凡事物由第一阶段进入第二阶段的困难性与不稳定性。二与五多吉，是得内卦与外卦之中，且已稳定的缘故。

八卦中的三个爻，在某种意义上还有个主爻（六十四卦每卦也同样有个主爻），主爻都是从乾坤二卦而来。乾卦自始至终，自下到上，都是阳爻，得阳之全，故比之为父。坤卦自始至终，自下到上，都是阴爻，得阴之全，故比之为母。震卦是一阳在下，即乾卦的初爻，初是第一的意思，降生的第一个男子，自然是长男了。巽卦是一阴在下，即坤卦的初爻，降生的第一个女子，也自然是长女了。其余坎为中男，艮为少男，离为中女，兑为少女，也都是根据阴或阳的主爻，在坤卦或乾卦中所处的位置而言的。主爻之外与主爻阴阳相对立的两个爻，则是画家"烘云托月"之意，都是为主爻定位的。

3.《易》对中医学的影响

祖国所有的文化遗产，都受易学的影响，其流入占卜、星相、堪舆之类的自不必论，就是对于医学，影响也是很大的。如《左传·昭公元年》："晋侯求医于秦，秦伯使医和视之，曰，是谓近女室，疾如蛊……于文，皿虫为蛊，谷之飞亦为蛊，在《周易》女惑男，风落山，谓之蛊，比同物也。"这是以《易》谈医的最早记载。下面再分别从生理、病理、药名、方名等加以陈述。

（1）生理方面

"说卦传·第九章"："乾为首，坤为腹，震为足，巽为股，坎为耳，离为目，艮为手，兑为口。"这是"近取诸身"，意义不大。

艮有止义，为山，鼻不动，故鼻梁（颏）称山根。

兑有缺义，为口，故唇上端称兑端。

山雷颐：艮上震下，艮为山，有止义；震为雷，有动义，故颐卦有上止下动之义。颐，又名辅车、牙车、颔车、类车等，即上下颌骨交合处。张口闭口时，上颌骨不动，只下颌骨活动，也是上止下动，故名颐。

风地观：巽为风，在上，有动义；坤为地，在下，有静义。观，需用目，目的启闭，就是上睑动而下睑不动。

水火既济：坎为水为上卦，离为火为下卦，水升而火降，为水火既济。在中医学中，水火既济指心肾相交。

（2）病理方面

火水未济：离上坎下，与既济相反，与火水未济，均系心肾不交。

《说卦传·第十一章》："巽……其于人也为寡发，坎……为忧，为心病，为目痛。"

鼓胀：亦称蛊胀，取义于山风蛊卦。《易》曰"蛊，坏极而有事也"，"下卑巽而上苟止"。下卦为巽，巽有顺从之义；上卦为艮，艮有静止不前之义。在下者只会顺从，在上者静止不动，就什么事也办不了，所以说"坏极而有事也"。

上卦坤，为地；下卦离，为火，称地火明夷。有人解释阳明病三急下证之"伤寒六七日，目中不了了，睛不和，大便难，身微热"，为火入地中，为明夷。

（3）用作药名

如益母草又名坤草，取"坤为母"之意。脐带名坎气，坎气指肾中之阳，震为雷，故雷击木名震烧木，雷公藤名震龙根。

（4）用作方名

交泰丸，取义于地天泰卦。

清宁丸，又名乾坤得一丸，取《老子》"天得一以清，地得一以宁"之义。以乾坤代表天地，"一"，即纯一不杂之义。

清震汤，震为雷，主治雷头风。方中有荷叶，荷叶有仰盂之象，故名。

巽顺丸，取义于"说卦传"中"巽为鸡"之义，治妇人倒经，药用乌骨白毛鸡、乌贼骨等，以鲍鱼作丸，李时珍曰："乌鸡，益产妇"，故以乌鸡为主药作丸，名巽顺丸。

丽泽通气汤，《张氏医通》方。治久风鼻塞。药用羌、防、苍、升、葛、麻、芷、芪、草、葱、椒、姜、枣。取义兑卦象辞："丽泽兑，君子以朋友讲习。"注："两泽相丽，互相滋益，朋友讲习，其象如此。"丽泽通气，即使两鼻孔互相通气之意。

资生丸，张锡纯方。取义坤卦象辞："至哉坤元，万物资生，乃承顺天。"

贞元饮，张景岳方。乾卦象辞有"元亨利贞"之文，"贞元"，有贞下起元之义。即到贞完了，又重新从元开始。

此外尚有坎离丸、坎宫锭子、坎离既济丸、坎离汤、震泽汤、震蛰丹、兑金丹等，皆是以卦名作方名。

（5）用作书名

《履霜集》，清·臧达德著。是提倡有病早治之书，取义于坤之初六："履霜，坚冰至。"

《坤元是保》，宋·谢宗昂撰。取义于坤为母。坤卦象辞："至哉坤元，万物资始乃顺承天。"

《历代医学蒙求》，宋·周守忠撰集。取义于蒙卦象辞："蒙，亨。匪我求童蒙，童蒙求我。"

（6）解释六气

章虚谷云："六气并非六种不同元素，实不出乎阴阳。"他认为阴或阳之或多或少，或进或退，是形成六气的根本原因。并按《周易》的六十四卦对风、寒、暑、湿、燥、火六气进行了系统的解释。

又，《伤寒例》云："是故冬至之后，一阳爻升，一阴爻降也（指地雷复卦）；夏至之后，一阳气下，一阴气上也（指天风垢卦）。斯则冬夏二至，阴阳合也；春秋二分，阴阳离也。"也是以卦来解释一年的二十四节气。

以上所列，仅仅是为了帮助初学者领会医易同源的一些浅显的例证，若讲到其深奥处，推论其广泛性，则医学上的一切生理和病理变化，无一不与《易》理相关。举例说：《伤寒论》中戴阳证之"郁冒汗出而解，病人必微厥"，不也正是坤卦上六之"六龙战于野，其血玄黄"的道理吗？明白了坤卦初六之"履霜，坚冰至"，就会知道"少阴病，脉沉者"，为什么要"急温之"了。明白了剥极而复，就会理解厥阴病的阴尽阳生。从此可知《易》者，正如本文前面所说"有变易之义"。自然界的任何事物，无不变易，就无不与《易》理密切相关。

评《灵枢·阴阳二十五人》的年忌

读《内经》的人，在承认这部古典医著是中医精华的同时，也大都承认其中有糟粕。认为全部《内经》都是天经地义、白璧无瑕，这样的人是很少的。但究竟是哪些是精华，哪些是糟粕，则往往见仁见智，各不相同。这其中固然有些依目前条件，还不能过早下结论的问题。在这种情况下存疑待考，是应当的。但也有一些，明明是唯心的、反科学的，也不许定为糟粕，这就不对了。《灵枢·阴阳二十五人》的"年忌"之说，就属于后者，是典型的糟粕。

《内经》中的糟粕，虽然很少，但决不止"年忌"这一点，为什么却单单把"年忌"提出来作为糟粕来对待？是有原因、有目的的。先生在《山东中医学院学报》1980年第四期发表的，以后又收入《名老中医之路》第一辑的"学医行医话当年"一文中，曾把该篇年忌之说，作为典型的糟粕来举例，说："《灵枢·阴阳二十五人》认为人从七岁起，每加九岁，如十六岁、二十五岁、三十四岁、四十三岁、五十二岁、六十一岁，皆形色不相得者的大忌之年，这更是形而上学。"后来有读者来信，不同意这种看法，认为这段年忌，"是我国古代医学家，对人体生理、生化和种种机能活动周期节律变化的最早探索，是生物节律学的萌芽阶段"。又说："生物节律学，是一门新兴的学科，越来越多地引起生物学家、生理学家、临床医学家和心理学家的注意。""宇宙节律和生物节律，二者有密切的关系。"并举例证明："木星、金星、地球和水星这四颗星的起潮力，占到行星对太阳起潮力的 97%，他们彼此'聚会'（指这四颗星在运动中于太阳的一侧排成一线）的机会较多，大约三年一次。这一天文现象，对地球气候，虽未引起太严重的反应，但还是有一定影响的，如使许多旧病复发……就显示出它的周期节律，而且是一种自然的规律，因而便有生物钟之说。"还说："很多疾病的发生，是由节律造成的。如一日、一月、一年、一生之中，人体的内分泌变化，是很明显的，而且这种变化，造成机体在一定时间内抵抗力的薄弱而容易生病。如妇女在月经期间，就要注意调养，不要受寒过于疲劳和精神刺激，还要禁忌房事，月经就是女性中一个节律性周期反应。一个人，从婴儿到少年、青年、中年、老年，在不停地发生着规律性的变化，他们的交接、继续，在生命钟上，有没有准确的规律和反应？还应作深入的研究。"该读者根据上述看法，认为："《内经》关于年忌方面的论述，恐怕与这方面的研究有关"，"至于是不是像《灵枢·二十五种人》说的那样，也还值得再作科学方面的分析。不过这种变化若存在，即便不是九年，而是五年、七年、十年，也不失《内经》在这方面的意义，因为它反映了生命节律的存在，已被古人所注意，而且在两千年前就涉及了目前医学研究的尖端问题"。

归纳一下上述文章，主要有两个内容：①不同意将"年忌"看成糟粕，至少是定为糟粕为时太早。②这是现代尖端科学生物钟学说在我国古代的萌芽，不但不是糟粕，而且是可贵的，它增添了我们民族的自豪感。

是这样的吗？先生提出了自己的看法：

"年忌是糟粕"，不是定论太早而是早该定论的问题。之所以说"年忌"是糟粕，不是根据别的，而是因为它缺乏物质基础和事实根据。把没有物质基础和事实根据的"年忌"，作为生物钟来认识，这是非常糊涂的。因为任何"钟"的概念之形成，至少得先有"钟"的事实，然后才能追究"钟"的道理。例如该读者所提女子的月经，按月行经，这是事实；所提四行星的"聚会"，也有"三年一次"的事实。除此以外，如一年之中的生、长、化、收、藏；女子的"七七"，男子的"八八"都有事实可查，所以才能说成"钟"。可是《内经》这段年忌的事实在哪里呢？在我来说，是从未听说过、更没有见过人有每九年必倒一次霉者，不知读者们曾见过这样的人否？如有只介绍一二，也算"钟"事实上的存在。至于说"即使不是九年，而是五年、七年、十年……"都行，那又是什么"钟"呢？"天有不测风云，人有旦夕祸福"，仅就世界之一角的中国来说，人口已过十亿，其中一岁、二岁、三岁、四岁……乃至百岁，任何人，哪一岁都有出现病痛、不适以及其他不幸的事件的可能，而且何止千计万计，这其中的规律性在哪里呢？"五年也行，七年、十年也行",总而言之,无论何年,倒一次霉就行,没有规律性,只有偶然性,也能算"钟"吗?

"五百年必有王者兴",这是孟轲得出的规律,但孟子以后就不灵了。宋朝柴望认为中国的多乱之年,常是丙午、丁未之年,他统计了从秦庄襄王五十二年丙午,至五代后汉的天福十二年丁未,这一千二百六十年中,属丙午、丁未之年共二十有一,都是中国有乱事之年。因丙丁属火色红,午于十二生肖中属马,未于十二生肖中属羊,遂有"红羊赤马悲"之说,后世亦简称"红羊劫"。这像是国家之多乱是有规律地出现了。但实质他是把不是红羊赤马之年的变乱不计算在内而得出的结论,这本身就没有说服力。证之近代史,庚子赔款,辛亥革命,都不是红羊赤马之年。《内经》年忌之说,是否也把不是九年倒一次霉的人排除在统计之外?这值不值得深思?总而言之,"规律"不是巧合,也是不可强凑的。

《内经》之成书,人所共知,不少是汉代作品,而西汉末年,以迄东汉,正是谶纬学说盛行之时,《内经》"年忌"这段文字,与谶纬学说几乎没有差别。谶纬学说虽然在东汉以后的某一时期,在中国的某一角落,有时还有残余迹象,但总的来说,早已被广大群众所唾弃。"年忌"之所以能千余年来未被淘汰,是因为它依附于中医宝库的《内经》之中,瑕依瑜存故也。如果仅仅因为它是《内经》中的资料可以不问是否有物质基础,不问是否有事实依据,就认为可能是精华,这显然是错误的。

中华民族之伟大,并不在于她有些预言正好与后世的尖端科学相吻合,不吻合也并不影响她的伟大。更不应当把本不是的科学的东西硬说成是古人的科学预见。我们认识事物，首先要有事物现象的存在，譬如气功，在目前还是难以解释的，但事实存在，便否认不得。如果什么也没有，却硬讲是什么规律，则"君子可欺其方，难罔以非其道也"。

本文虽然只对"年忌"这一学说作某些议论，但先生的中心目的是借"年忌"的论证来探讨如何正确认识我国古典医籍中的精华与糟粕的问题。这些问题，有暂时尚不容易解决的，也有本已早应解决，但受唯心论的干扰，以致仍在争论不休的，本文就是属于这一类。

读《金匮要略》札记

1. 读"五脏风寒积聚篇"后

《金匮要略》中的"五脏风寒积聚篇"，历代注家，或存疑不释，或随文敷衍抓不住要害。近人陆渊雷对本篇有一段话，可以说是代表了大多数注家和读者的意见。他说："《金匮》所论杂病，此篇最为难晓，风也、寒也、积也、聚也，为四种病因，然篇中所论，究不知其为何种病。"先生于讲课医疗之余，曾将本篇反复研究过，最初也觉得不易理解，后来发现，所谓五脏中风或中寒，并不是论的何种病，而是最原始的五脏辨证法。它和"水气病篇"中的五脏水，"痰饮咳嗽病篇"中的水在五脏一样，都不是具体的病名，不过是提供一些症状，作为临床五脏归类的依据罢了。

全篇以五脏为经，以中风中寒代表寒、热为纬，来分别论述各脏的临床见症。其中也提到了六腑辨证，如三焦、大肠、小肠等。如用现代语加以意译，就很明显地看出是这样一些内容：肺热是以口燥而喘为主症，或兼身体（原文作"运"）动而沉重，甚则头目不清（冒），全身肿胀等。肺寒是以吐浊涕样的痰涎为特点。肝热见症是头目眴动，两胁疼痛，痛甚则行走时常呈伛偻状态。如果肝盛侮土，土虚求救，还可能令人嗜甘。肝寒的见症是，肝寒筋急，则两臂不举，肝脉贯膈、布胁肋、循喉咙之后，又有舌本燥、胸中痛、难以转侧等症。肝失条达，就喜太息，不能疏土，就食则吐而汗出。心热的见症是，或翕翕发热，或嘈杂易饥，食则呕吐。心寒的见症是，胃中觉痛，如啖蒜状，甚则反射到背部，尤如虫蚀；有时自己将痰食吐出，亦可暂时缓解。

至于六腑的辨证是：嗳（噫）气是上焦病的见症；不能消谷是中焦病的见症；遗尿、失便是下焦病的见症；肺痿是上焦热；大便坚是中焦热；尿血、淋泌不通是下焦热；大便溏是大肠寒；便肠垢是大肠热；下重便血是小肠寒；痔是小肠热等。

由于有这样一些辨证基础，所以篇中又提出了五脏的具体病"肝着""肾着""脾约"等以作说明。这些病，除了肾着之病，由于篇中已脱去"肾中风"和"肾中寒"，难以指出哪些症状可以作为证明外，其余如肝着病的"其人常欲蹈其胸上"，脾约病的"大便则坚"，都提示了上述辨证基础的应用。

可以看出，这样的辨证法，若与目前中医基础学中的脏腑辨证法比较起来，显然是非常粗疏的。所列举的一些症状，既缺乏概括性，也不够典型，尤其是"心中风"和"心中寒"两节，中医学早已改称"胃热""胃寒"，而在仲景时代却仍属五脏之心，就更显得落后了。

把胃脘叫做心，并包括不了神明之心，因此篇中又提出:"邪哭使魂魄不安者,血气少也,血气少才属于心。"又说:"心气虚者,其人则畏,合目欲眠,梦远行而精神离散,魂魄妄行。"这些,实质是精神失常,用寒热辨证已经包括不了,所以又提出"血气少""心气虚",此以虚实辨证,已超"中风""中寒"的寒热辨证范围。

篇中所提到的心,唯一可以看作与主血之心相近似的,是第十节:"心伤者,其人劳倦即头面赤而下重,心中痛而自烦,当脐跳,其脉弦,此为心脏伤所致也。"

这可以看出,那时之所谓心,有神明之心,主血之心,连胃脘也叫做心。

篇中还提到积、聚的辨证法和五脏死脉。积聚实质是风寒之久留而不去者。其辨证法是:部位固定者为积,属于脏病;部位不定,辗转痛移,发作有时者为聚,属于腑病。所列五脏死脉,"肺死脏,浮之虚,按之弱,如葱叶,下无根者",是无胃气之浮脉,也就是后来所说的"散"脉,或十怪脉之"釜沸"。"肝死脏,浮之弱,按之如索不来,或曲如蛇行者",这是无胃气的弦脉,即十怪脉之"偃刀"。"心死脏,浮之实,如麻豆,按之益躁疾者",这是无胃气的洪脉,即十怪脉之"麻促"。"脾死脏,浮之大坚,按之如覆杯,洁洁状如摇者",这已与柔和之缓脉相反,似是十怪脉之"弹石"。"肾死脏,浮之坚,按之乱如转丸,益下入尺中者",这是无胃气的沉脉,相当于十怪脉之"转豆"。总之,五脏死脉,都是脉无胃气,其中如"偃刀""弹石""转豆"等,实质也无法强为区分,这和《素问·平人气象论》《素问·大奇论》以及《难经·十五难》等所论的死脉,基本是一回事,只不过是所用的形容词各有不同罢了。

篇中只肺、肝、心三脏有中风,也有中寒,脾脏中有中风而无中寒，肾脏则中风中寒皆无，残缺不全，注家多引以为憾。残缺不全是客观现实，但就这些尚存的部分和目前通行的中医诊断学比较起来，已显得非常落后。落后的东西受到淘汰，这只是对研究医学发展史来说，是缺乏了重要的研究资料，无从窥及全貌，但对学术本身来说，价值也就不大了。

2. 从"阴脉小弱其人渴"想到的

《金匮·妇人妊娠篇》第一节云："师曰，妇人得平脉，阴脉小弱，其人渴，不能食，无寒热，名妊娠，桂枝汤主之。于法六十日当有此症，设有医治逆者，却一月加吐下者，则绝之。"

注家有认为"渴"当作"呕"的，这是只知恶阻有呕症，不知亦有渴症。按《医说》载："一妇人暴渴，唯饮五味汁，名医耿隅诊其脉，曰，此血欲凝，非疾也，而果孕。"

"则绝之"三字，注家有不同的解释，有认为是禁绝医药，听其自愈的；有认为是随症治疗，断绝其病根的，俱不能令人满意。按喻嘉言《寓意草》曾载一医案，大意是：一妇人严重呕吐，二十余日，从未大便，尺脉已绝。病家屡屡令其通利大便，但喻氏认为，尺脉不见，莫可验其受孕与否，不应攻下，只用六君子汤加旋覆花，调赤石脂末与服。服后呕稍定，三日后见不呕，又三日，饮粥渐加，最后终于孕形渐显。据此，"则绝之"若指为尺脉绝，就更觉辞理通顺。盖因正常孕脉，应当是"阴搏阳别"，即尺脉搏指有力，与寸脉迥别。上文"阴脉小弱"，已经容易误诊，如果又加吐下——不管是病人自吐（如上案那样）自下，或由误药致成吐下，就可能使小弱的阴脉渐至绝而不见，这样就更容易误诊。因此，"则绝之"三字，应与上文"阴脉小弱"联系起来看，是孕脉的特殊情况，也是提示临床者加以注意。是否应作如此解，书此供读者参考。

3. 对于"寒气厥逆"与赤丸的分析

"寒气厥逆，赤丸主之。"见于"腹满寒疝食宿篇"。病理是"寒气"，症状是"厥逆"，过于简单，赤丸方临床又不常用，所以注家对本条多抱怀疑态度，《医宗金鉴》也认为必有脱简。先生36年前初临床时，曾遇一病人，男性，年四旬余，自述胸中及鸠尾部结塞满闷，坐卧不安，两手冰冷，直至肘部。脉搏弦迟，搏指有力。自称是饮冷烧酒后得病。当时由于经验缺乏，未与处方，经他医诊治亦无效，终于死去。先生后阅《金匮》本条，始悟上述患者，就是"寒气厥逆"，赤丸应当有效。因为"寒气"在古代医籍中，是指寒痰水饮。凉酒结于胸中，也属寒饮之类。弦主饮，迟主寒，搏指有力，即为寒实结胸，胸阳被遏，所以肢冷。赤丸方中，茯苓半夏治心下结痛，膈中痰水；乌头味辛大热，《本经》称其"破积聚寒热"，《别录》称其"消胸中痰冷"；细辛辛温散结，《别录》称其"破痰利水道，开胸中结滞"。四味合用，消痰开结之力更大。加真朱（朱砂）为丸，散结之中，寓有安神之意。用酒送服，是加强药物运化之力。所以应当是本证最理想的对证之方。可惜当时未予试用，致使此方至今缺乏实践证明。

寒气厥逆之证，在《伤寒论》厥阴篇中也有一条，其文是"病人手足厥冷，脉乍紧者，邪结在胸中，心下满而烦，饥不能食者，病在胸中，须当吐之，宜瓜蒂散"。和本条相比，病理症状极为相似，不过"脉乍紧者"，说明邪气结而未固，可用吐法一涌而愈。而本条则痼结已甚，非大辛大温之品，不能取斩关夺门之效罢了

谈五行的产生、应用及其前途

1. 五行的产生到具体概念的形成

五行，并不是由什么哲学家独出心裁发明出来的。它的产生，也和其他事物一样，由初级到高级，有一个发生、发展和成熟的过程。最初，广大群众把日常生活中的物质，归纳为金、木、水、火、土等，这就是五行的起源。如《尚书·大禹谟》："德维善政，政在养民，水、火、金、木、土、谷维修。"《国语·郑语》："故先王以土与金、木、水、火杂，以成百物。"《鲁语》："地之五行，所以增殖也。"《左传·襄公二十七年（公元前 546 年）》："天生五材，民并用之，废一不可，谁能去兵？"这些，都足以说明：那时的金、木、水、火、土，是指生活上的各种不同物质，就像现在说油、盐、酱、醋一样，成了顺口溜，可以破口而出。也可以看出，最初是"水、火、金、木、土、谷"，并不限定是五个，以后习惯成了五个，也或称"五材"，或称"五行"。连五行的"行"字也不固定，更不用说它能代表什么，和相互之间的生、克、制、化了。

古代劳动人民从直观上感觉到的物，总是有声有色，可以望及、闻及、触及的。各种不同的物，也有其各不相同的性能。因此，在这之后，又把五行联系到声、色、性、味等各个方面。如《左传·昭公 25 年（公元前 517 年）》，就有"生其六气，用其五行，气为五味，发为五色"的记载。在此基础上，五行就逐渐超出日常生活中的物质，而成为某些事物的综合概念了。《尚书·洪范》对于这些概念，作出了这样的总结：

"五行：一曰水，二曰火，三曰木，四曰金，五曰土。"

"水曰润下，火曰炎上，木曰曲直，金曰从革，土爰稼穑。"

"润下作咸，炎上作苦，曲直作酸，从革作辛，稼穑作甘。"

这个总结，除了把五味联系在五行之内外，还说明了事物的这样的一些不同性能：润、下、炎、上，表示升、降、寒、热；曲、直表示事物的屈、伸；从、革表示事物的刚、柔；稼、穑表示人工予以利用。

这个总结，对于五行顺序的意义，就如《尚书注》所引唐孔氏所说的那样："万物生成，以微、著为渐，五行先后，亦以微、著为次。五行之体，水最微，为一；火渐著，为二；木彩实，为三；金体固，为四；土质大，为五。"这段注释的实际意义是：物的生长过程，起初最微，其形不显，以水来比拟；渐著可见，就以火来比拟；再著就可以触到，就以木来比拟；更发展到坚固，就以金来比拟；最后成材有用，就以土来比拟。

也就是这样一个公式：分子→壮大→成材→坚固→适用。

这样一个顺序，没有采取我生、我克或生我、克我的公式，也足以说明，这时的五行，还没有形成生克关系。

这个总结，也不是把水、火、木、金、土都列于平等地位，旧《尚书注》就提道："润下、炎上、曲直、从革，以性言也，稼穑，以德言也。""稼穑独以德言者，土兼五行，无正位，无成性，而其生之德，莫盛于稼穑，故不曰'曰'，而曰'爰'。"土既然"无正位，无成性"，就不是与水、火、金、木并列，这和"先王以土与金、木、水、火杂，以成百物，"同样是突出"土为万物之母""五行离不开土"这一概念。

五行脱离物质，作为事物性能的抽象综合概念，就从这里开始。

附注：

《洪范》是《尚书·周书》的篇名，据说是周初的商朝遗老箕子所作。但据范文澜《中国通史简编》说："《尚书》是历代政治论文集……相传共有百篇。事实上有些篇（如《禹贡》）是后儒补充进去的。"（见第一编）又说："经书文辞，分散文与诗歌两类，散文分质言、文言两体。质言如《周书》大诰、康诰、酒诰等篇，直录周公口语，词句质朴，不加文饰，凡朝廷诰誓，钟鼎铭文，多属质文体。文言如《周书》：洪范、顾命，以及仪礼十七篇，都是史官精心制作，条理细密，文字明白"（见第一编）。据此可知：《洪范》可能是后儒补充进去的。即使真是箕子所作，也是经过周史官加工而成，其中五行学说，想是在这时掺进去的，不可能是箕子时代（公元前一千一百多年以前）的产物。

2. 五行生克的应用及其流弊

五行概念的形成，既然来源于各种不同性能的物，而各种不同性能的物，相互之间发生着不同的关系。譬如燃木以炼铁，用铁以伐木，用水以灭火等。因此五行也随之产生了相生相克的说法，并用这种说法以比拟自然现象和社会现象，而且作为说理工具，用以解释各种问题。例如《左传·昭公31年（公元前511年）》："火胜金，故弗克。"哀公九年（公元前486年）："水胜火，伐姜则可。"就是以火和金、水和火分别代表相敌对的两方，而以生克关系推断其胜负。五行的生克学说，见之于文献的以此为最早。

用五行生克学说解释问题，是否真有说服力，关键在于其所代表的事物是否真正具备了各该五行的性能。譬如第二个例子，如果一方利用火攻，一方利用水来抵御，那当然是"水胜火"了。可是这里所说的火，是指齐国。齐侯姓姜，是神农氏的后人，神农氏号炎帝，所以便把姓姜的人比作五行的火。这说明：五行的生克学说从一开始，就有一部分陷入了唯心论的形而上学。

在唯心论的影响下，到了战国时代，齐国人邹衍作《五德终始论》，更具体地把历代帝王的更朝换代，也纳入了五行生克之中。他把太昊伏羲氏作为五帝之始，属于木，又按五行相生的顺序，依次把炎帝神农氏属于火，黄帝轩辕氏属于土，少昊金天氏属于金，颛顼高阳氏属于水。扁鹊著《难经》，在《五十三难》中又提到"母子相传"之说。后来到了汉武帝时（公元前140～前88年），董仲舒作《春秋繁露》根据母子之说，更正式地把伦理学也纳入五行之中。譬如他说："此其父子之序，相受而布，是故木受水而火受木、土受火而金受土、水受金也。诸授之者，皆其父也，受之者，皆其子也。常因其父以使其子，天之道也。……故五行者，乃忠臣孝子之行也。"再后到了公元79年，班固作《白虎通义》，又把封建道德的仁、义、礼、智、信，也归属于五行。这样，就不仅把五行原有的那点朴素的辩证法冲淡，而且在形而上学的道路上越滑越远了。

五行发展为生克关系，从一开始就不是完美无缺的。譬如"土生金"，土岂止生金？不是万物土中生吗。它又被儒家所糟蹋、所利用，用以解释帝王受命于天，用以维护封建的宗法观念，就更成为反动、落后的糟粕，阻碍社会的进步。譬如旧社会的子平、星相、卜筮等唯心论的先验论，都是这种流毒的延续。

从以上可以看出，五生的产生和发展，是这样的一公式：

物质→事物性能的抽象概念→朴素的辩证工具→形而上学。

五行的产生和发展，都在春秋时期，最初只是五种不同的物质，逐渐开始作为事物性能抽象概念，以后又以生克之说作为朴素的辩证工具，也就在这时，逐渐滑入形而上学。到了汉代，就更成为反动、落后的糟粕。祖国各种古典文化学术，或多或少都受到五行的影响，其接受五行形而上学的，都已被淘汰。中医学是宝贵的经验积累，是以实践为基础，不是建立在形而上学上的，因此不被淘汰。但是中医学中的理论解释，也采用了五行学说，其中有合乎辩证法的，依然有保留的价值，其流入形而上学的部分，迟早也必然在淘汰之列。

3. 五行在中医学方面的影响

五行既然在文化领域随着历史而逐渐发展起来，也必然渗透到医学中去。在医学中的五行，也和五行自身有着不同的发展阶段一样，起着各种不同的作用：或者作为某些生理、病理的抽象概念；或者作为简单的说理工具；也有的流入形而上学，走上机械五行论，成为医学中的糟粕。因此，我们对于中医学中的五行，应根据其应用情况，有分析、有批判地分别对待：有的可以保留，或者暂时可以保留；有的应当加以改进；还有的干脆应该废除。下面就谈谈这些问题。

　　五行在中医学方面，首先是作为生理活动功能的综合概念而用于五脏。这就是：肺属金、心属火、脾属土、肝属木、肾属水。讲到中医的五脏，首先要把五脏的概念弄清楚。中医的五脏与西医学的脏器不同。西医学的脏器，是从解剖学上发展起来的，因此它不但有实体脏器可指，而且有生理活动的科学根据。而中医学中的五脏就不同了。它是依据感官得到的正常生理活动情况，结合患病时的病态现象，综合推理而得出来的概念，所以有时和解剖学上的五脏距离很大。譬如心、肺、肾三脏，从解剖学的角度来看，中西医所指，并无太大的分歧，但是肝、脾二脏就不同了。中医学的脾，是指消化系统吸收营养的功能而言，并不是造血器官的脾。肝，是部分情志现象和部分生理活动的综合，也不是解剖学上的肝。甚至就连心、肺、肾三脏，虽然在解剖学上中西医并无大的分歧，但是在生理功能方面就不尽相同。譬如"心主神明""肾为作强之官""肺为水上之源"，西医学就不这样讲。

　　由于中医学中的五脏，是从正常生理现象，结合患病时的症状表现，综合、推理而来，所以虽然与解剖学上的脏器实际距离很大，但是对于辨证施治，却有很大的实用价值。正由于这个原因，所以中医学中的五脏辨证，尽管暂时还得不到现代科学的正确解释，却还是一直保持到现在，仍然为临床所重视、所采用。

　　人体的正常生理和临床观察到的疾病现象，以五脏来归类之后，也同别的事物一样，可以比类、取象，用五行来说明。譬如心的热能最大，就属火；肾司尿的排泄和再吸收，就属水；把舒发条达和郁结不条达的现象，用木来象征，属于肝；从咳嗽痰红，上气喘息，是肺的病态，推理到不咳嗽，不上气，算是清肃下降，是肺的正常现象，就用凉而质重的金来比拟肺；脾能吸收营养运送全身，有似土生万物，就把土属于脾。这样，就把五行分属于五脏，在中医学的术语上，五脏的概念就是五行，而五行有时也就成为五脏的代名词了。有人主张废除五行，其实，只要中医的五脏涵义不变，五行的影子就必然存在。

把五脏归属于五行，这叫五行归类法。五行在中医学方面，除作为生理、病理的归类法之外，还有另外一个作用，就是作为疾病现象的说理工具。下面就分别谈谈这两个问题。

（1）五行归类法的应用

用五行把各种生理现象和病理现象归类于五脏，这种归类法，自成系统，容易掌握。譬如以肝来说吧，如眼球的黑睛、妇女的乳房、男子阴囊、脏器的韧带等，都属肝。因为这些器官，非筋即膜，而筋和膜都能伸能缩，所以只有以"木曰曲直"来说明，才最为概括，最为适合。又如：五志分属于五行，归类于五脏，也最能说明问题。怒是由于心情不条达，怒的本身，就有要求疏泄之意，就属于木，归类于肝；悲则气消，消就是肃杀、沉降之意，就属于金，归类于肺；心主喜，喜是心里亮堂，兴奋向上，故属火；脾主思，思是上下四旁无所不想，类似土生万物，故属土；肾主恐，恐有伏匿蓄藏之意，犹水之就下，故属水。这样分类，除容易掌握之外，还为纠正这些特点，治疗五志过极的疾病，提供了五脏辨证和制方用药的根据。譬如刘河间云："五行之中，惟火有笑，昔人治笑不休，口流涎，用黄连解毒汤加半夏、姜汁、竹沥而笑止。"这显然说明笑不休是火有余又挟痰涎。又如治恐，除极少数用壮气或镇神者外，也大都以补肾为主，如六味丸加枸杞、远志或肾阳虚用八味地黄汤等就是。《素问·举痛论》云："恐则精却"，精属水而归于肾。而且恐有伏匿蛰藏之意，所以治恐就绝对不可用治怒那样的镇静药。治怒需要平肝、镇肝、疏肝，如生铁落饮、柴胡疏肝散等。丹溪治怒，用香附末 180 克，甘草末 30 克，每白汤下 6 克，也是治肝。《金匮要略》治悲伤欲哭，用甘麦大枣汤。张璐常用生脉散或二冬膏加生姜、大枣，治肺燥欲哭。凡此都是凉润药，主要是润肺燥，也稍有甘凉泻火的作用。依五行来说，肺属燥金，最怕火刑。依此类推，凡治善悲症，除极个别的是由于情志不舒形成痰郁须吐外，一般禁用金石燥烈药。

在《灵枢·本神》和《九针》还有心藏神、肺藏魄、肝藏魂、肾藏精的说法，也是五行分类法的反应。《本神》说："生之来，谓之精，两精相搏谓之神。"这是说，伴随"生之来"的形体，叫作"精"。生之来的形体之精，得到后天物质之精的营养，就会"两精相搏"，产生聪明智慧。聪明智慧就叫"神"。精和神都是要活动的，神的活动有外向和内向两种，想到远处，想到未来，创造发挥，演绎推理，属于外向，这叫作"往"。考虑现在，思维眼前，归纳问题，总结经验，属于内向，这叫作"来"。或往或来，都是神在活动，就叫作"魂"。形体的活动也是这样，有内向，有外向。动作是外向的，叫作"出"。感觉是内向的，叫作"入"。或出或入，都通过形体，这就叫作"魄"。因此《本神》又说："随神往来者，谓之魂，并精而出入者，谓之魄。"可见精、神、魂、魄，是人体脑力活动和体力活动的综合，是不可分割的一个整体。从本体来说，叫作神和精，若从其作用来说，又叫作魂和魄。而神又是生于精的，精衰神也衰，精足神也足，二者不能孤立存在。魂和魄又是互相协调的，有思维才有动作。如果不相协调，如作梦吧，是魂动而魄静；梦游，是魄动而魂静，这就是精神魂魄互相脱离，就是不正常，甚至是病态。

由于神虚（非物质）而精实（物质），所以神属火（火于卦为离而中虚）而归于心，精属水（水于卦为坎而中满）而归于肾。魂升（无形，容易消散）而魄降（有形，常在），就魂属木而归类于肝，魄属金而归类于肺。

同样是大脑皮层的作用，静而不动就叫作神而属于心，动起来就叫作魂而属于肝。可见依五行而归类的五脏，不一定是指的各个不同的实际脏器，有时只是生理或病理的说明，或分类法罢了。正因为是这样，所以李东垣学派有所谓"肺之脾胃虚""心之脾胃虚""肝之脾胃虚"……等等，哪一脏缺乏营养，就叫哪一脏的脾胃虚。在《难经·四十九难》，有"肾主湿，入肝为泣，入心为汗，入脾为液，入肺为涕，自入为唾"的说法。"湿"，即水的同义语，这说明哪一脏都有水有津液，就是肾入到哪里。反之，哪里缺乏津液，就是哪里肾虚。所以筋膜失于濡养，痉厥瘛疭，叫作水不涵木；心中烦热，躁动不安，叫作心肾不交。可见中医学中的五脏，虽然有时是指实体脏器说的，而也有的只是生理或病理的提示。同样，药物的归经，实际也是五行分类，基于这样一些体会，就会发现中医学中的五脏辨证，就是五行辨证，从而对于五脏的实际意义，能有新认识。今以腹泻为例，作为说明。

先说肾泻。肾泻是五更泻中最常见一种，主治以四神丸。古人对四神丸的作用，曾作过这样的解释：补骨脂之辛燥，入肾以制水；肉豆蔻之辛温，入脾以暖土；五味子之酸收，收坎宫耗散之火，使少火生气以培土；吴茱萸之辛温，以顺肝木欲散之势，为水开滋生之路。一个下焦阳衰阴盛的腹泻，却分成水、火、土、木，这只能是病理分析，而不是不同脏器之间的相互作用。

又如傅青主治完谷不化，饮食下喉即出，日夜数十次，甚至百余次，用清凉泻火药不效时，用熟地、白芍各90克，山茱萸、茯苓、甘草、车前子各30克，肉桂0.9克，叫作补水以降火。所谓"补水"，包含着现代输液的意思。所谓"降火"，就是兼能缓解肠蠕动过速（古人认为火性急速）。从以上可以大体看出，在中医学中，不管是生理、病理，或者药理，都可以用五行来归类。

（2）五行说理的应用和评价

五行的第二作用，是用于临床说理。下面仍以腹泻为例，说明五行说理的具体应用及其优缺点。

张景岳治脾肾虚寒作泻，或甚至久泻，腹痛不止，冷痢等症，用白扁豆、白术、炙甘草、干姜、吴茱萸、熟地、山药，名胃关煎。为什么叫"胃关"？是因为"肾者，胃之关也"，所以除用扁豆、白术、甘草、干姜补脾温中之外，还要用熟地、山药补肾以巩固胃之关。

《易简方》胃风汤，治风冷乘虚入胃，出现水谷不化，泄泻注下，腹胁虚满，肠鸣疞痛，或肠胃湿毒，下如豆汁，或下瘀血，日夜无度，及妇人妊娠久痢、胎漏黄汁等。方名"胃风"，说明病灶在肠胃而病理是风邪。风邪属于肝木，克土就水谷不化，肠鸣腹痛。风性数变，就肠运过速，日夜无度。肝气不宁，就腹胁虚满。肝不藏血，就下如豆汁，或下瘀血。因此，方用当归、川芎、白芍养肝，肉桂平肝，人参、白术、茯苓健脾，粟米留恋肠胃。总之，方名胃风，

"风"就是肝木之邪，全部病因、病理、症状、治则，全包括在这个"风"字之中。

痛泻要方，是刘草窗的方剂，治肠痉挛腹泻，痛一阵，泻一阵，虽泻而痛仍不减。肝的变动为握，"握"，即痉挛，大腹的部位属脾，因此把痉挛性的腹痛叫做"木克土"。"木克土"，即是病理的说明，也是处方用药的指导，以防风、白芍泄木，白术补土，陈皮调气。如果体会到平肝就能制痉挛，那么痉挛性呕吐，同样可以用本方加半夏、生姜。

以上几例腹泻，病灶都在肠胃道，可能是肠胃自身不同病理的不同反应，也可能是肠胃之外的某些因素作用于肠胃。不管怎样，只要依据脉证，归类于五行，并用"火衰"、"火盛""水亏""木旺""土弱"等五行或五脏来说理，就可以得出相应有效的方剂。而且所谓"关""风""肝""脾""火""土"及方名，都是说理，这可见五行说理本身，就包括在五行归类法之中。

明末罗国纲治一患者，木旺克土，脾虚泄泻，每春发夏止，肝脉弦，脾脉弱，一早泻十余次，病程二十年，凡补脾止泻之药，遍尝不效。为制平肝补脾汤，即从胃风汤中去粟米，加炙甘草，去川芎加木瓜，去人参加沙参，再加白豆蔻，一服立止，永未再发。这一医案，若以西医学来分析，还不容易把病理作出完整而明确的说明，自然也就没有特效的治法。但用五行作说明，春季木旺，夏季属火，子盗母气，肝气渐平，所以春发夏止。早晨寅卯升发之时属木，肝脉弦是木旺，脾脉弱是土弱。总之，是木旺乘土。因此，用归、芍柔以养肝，肉桂辛以平肝，沙参、木瓜养肝和胃，白蔻、白术、茯苓、甘草健脾止泻。这样，使肝不妄动，脾气不虚，就能达到"一服立止，永未再发"这样的效果。这说明，有一些在西医学还不能解决的问题，用五行说理却能够圆满地解决，足见在今天，五行说理仍然有极为重要的临床价值。

五行说理，在某些情况虽然能很恰当地解决问题，但是如果运用不当，就会形成机械教条，或者穿凿附会，似是而非。譬如五行学说中的子为母复仇说就是这样。如说金能克木，木又能生火以克金；木能克土，土也能生金以克木……这叫子为母复仇。实际这远不如《素问·至真要大论》中所说的"亢则害，承乃制"更为科学。"亢则害"，是说任何事物，走入极端，就会导致有害的结果。但是另一方面，正是事物过亢的时候，该事物的本身内部，承之而起的新生力量，就是该事物的制约者，这就是"承乃制"。人体在疾病过程中，往往会自然痊愈，这叫自然疗能。自然疗能，就是"承乃制"的效果。又如西医学中的血清、疫苗吧，它就是亢则害的产物，而起着承乃制的作用。若以"子复母仇"和"承乃制"相对比，显然五行复仇说是落后的。

又如：古人的处方有名左金丸的，就是用五行生克学说来说明药物的性能。"左"，代表肝，"金"，代表肺，方义是：肝火犯胃，胃痛泛酸，需要平肝。能平肝的只有肺金，肺又怕火，所以用黄连泻心火，把肺金从火里解放出来以制约肝木，肝木受肺金克制，不敢凌土，胃病也就好了。这叫"治在左而制从金"，所以名左金丸。这是多么迂回曲折、烦琐教条的解释呀！如果这样陷进去，那么五行之中，子又有子，母复有母，生克交叉，往复循环，就必然像陆逊进入诸葛亮的八阵图一样，处处是路，却始终走不出来。如果撇开五行，更简单地说，这是湿热胃痛，用黄连燥湿清热，少加吴茱萸以为反佐，苦温降利，使守而不走的黄连更容易发挥作用，不是更容易为人们所理解，更容易为人们所接受吗？

以上说明，以五行生克指导临床，如果运用不当，就可能流入迂曲烦琐的泥坑。而更需要注意的是：要防止走上机械五行论，陷入形而上学的邪路。这个问题，后面再讲。

4. 如何正确理解中医学中的五行

由于中医学中的五脏，以及与五脏有关的各个方面，都是以比类、取象的方法和五行联系在一起的，所以对待中医学中有关五脏和五行的论述，就不能死扣字面，而是要求理解它的真实涵义。譬如前面所提五志分属于五脏，就有人反对，认为五脏不会有智慧、性情，只有大脑皮层才是智慧、性情的根源。这就是不能正确理解五行的缘故。五志和五脏，是以比类而联系在一起的，并不是说每一脏都有它自己的智慧和性情。试看造字，喜、怒、忧、思、悲、惊、恐，除了"喜"从"壹"从"口"，属于会意字外，其余都属于形声字。只有"惊"属外因，从"马""敬"声。其余属内因的都从"心"。可知古人把五志分属于五脏，是另有依据，并没有把这些智慧、性情和心即大脑皮层脱离开。

《素问·刺禁论》有这样一段话："肝生于左，肺藏于右，心部于表，肾治于里，脾为之使，胃为之市。"这里的左、右，是代表升、降，表、里是代表浮、沉，而升降浮沉，又离不开脾的营养和运化，所以又说"脾为之使"。这正好是五行各种性能的综合，对于临床生理和病理，都是很深刻的启发作用。可是竟有人机械地把左、右看成解剖的部位，并创出左胁痛属肝当治血，右胁痛属肺当治气的谬论，就是由于不能正确理解五行和五脏的关系的缘故。

也有人喜欢把五行生克，说成五脏之间互相依存和互相制约的关系，这样的提法仍然接近于教条。因为中医学中的五脏，并不一定是指实体脏器。而是像前面所说的那样，每一脏器本身的生理、病理的特点，都可以分属于五行。因此把五行生克说成是五脏之间的相互关系，不如更确切地称为"人体内各种功能之间的矛盾与协调作用"更有说服力。这些功能，包括气血的升降与循环，饮食的吸收与排泄，热能的产生与消耗，以及新陈代谢、精神调节等。

《慎柔五书·师训篇》有这样一段话："夫地黄丸为肾家之剂。盖肾水枯则肝木不荣，木不荣则枯木生心火。"周学海注云："五行字面，乃医家循例之辞，读者当随其文而求其义。此所谓肾水，即津液也；肝木，即血汁也；心火，即亢燥之热气也。津不濡血，则血滞且干矣；血不涵气，而气亢愈悍矣，故曰枯木生心火。"周氏此注，可能还有不甚妥善之处，但是值得学习的是，他说："五行字面，乃医家循例之辞，读者当随其文而求其义。"所谓"循例之辞"，意即习惯上的用语。"随其文而求其义"，是说，要根据"其文"的实际内容，来体会其所说的五行究竟代表什么。这就是正确对待中医学中五行的方法。反之，如果把五行看成中僵死的、教条的东西，就会走向机械五行论，成为中医学中的糟粕，变成阻碍医学发展的一块绊脚石。

5. 机械五行论的不同表现形式及其结果

（1）为理论而理论

五行用在临床上，其重要性并不处于同等的地位。如以病因为例，在内伤方面，由于饮食不节或情志刺激的最多。而精神刺激的发病率也不相同，譬如喜就很少发病，怒就最容易致病。因此在临床上以肝病最多。肝又是将军之官，发作起来不但能凌脾，而且能影响到所有脏腑的功能。譬如《伤寒论》中就有"乘脾""乘肺"的描述。又如肺为娇脏，如果说金能乘火，也是没有的事。因此，五脏之间的生、克、乘、侮关系，不应当列成刻板的公式，有就是有，没有就是没有，不应当把本来没有的关系也强凑上。

（2）五行自身的僵化

以五行代表五脏，本来就不是完美无缺的。因为五行代表五脏，有时只是采取了五行涵义的某一个方面，而不是所有方面。譬如以金代表肺，只代表其凉降之性，并不代表其坚实。金，质重而下降，坚而且硬。肺气虽然也贵在下降，但肺体却剔透空虚。如果不明白五行只是代表一两个方面，而强把水、火、木、金、土等同于心、肝、脾、肺、肾，就成了机械五行论。例如《难经·三十三难》就有这样一段问答："肝青象木，肺白象金，肝得水而沉，木得水而浮，肺得水而浮，金得水而沉，其意何也？"这里就把肝看成木材，把肺看成铁块。在中医学中，这样的例子是不少的。

（3）五行数字的僵化

五行是五个单元，而世上的事物，并不是都可以用五来划分的，有的可能多些，有的可能少些。譬如季节，一年只有春、夏、秋、冬四个，而不是五个；六气，就是风、寒、暑、湿、燥、火六个，也不是五个，若勉强纳入五行之中，就有分配上的困难。人们把四季之中最后的一个季月，归类于土，属之于脾；把六气中的"暑"，合并于火。在讲到心和心包络时，又把火说成"君火""相火"，以求符合"五"这个数字，这都很勉强，也不妥当。这也是机械五行论的另一种表现形式。

除此以外，还有五行本身所代表的不同数字。如《素问·金匮真言论》就提到：木数八、火数七、土数五、金数九、水数六。这些数字是怎样产生的呢？前面提到《尚书·洪范》总结五行是："一曰水、二曰火、三曰木、四曰金、五曰土。"由于土无正位，无成性，而能成百物，为万物之母，其顺序又列在第五，因此人们就用"五"这个数字来代表已成而可用的物，把不包括五的一、二、三、四等，代表水、火、木、金的不同性能。代表不同抽象性能的数，叫作"生数"；代表可用的具体之物的数，叫作"成数"。譬如"一"虽属水，却只代表寒，"二"虽属火，却只代表热，都不能代表具体可用的水和火。只有一加五等于六，才表示真正可以饮用的水，二加五等于七，才算真正可以燃烧煮饭的火。《伤寒论》有"发于阳者七日愈，发于阴者六日愈，以阳数七，阴数六故也"的论述，柯韵伯谓"七日合火之成数，六日合水之成数，"其理论根据就在这里。依此类推，三是木的生数，八是木的成数；四是金的生数，九是金的成数。至于土，从性能来说，虽然"无成性、无正位"，不能与水、火、木、金并列，但若从物质来看待，毕竟也是五种物质之一，所以也把"五"作为土的生数，"十"作为土的成数。

《尚书·洪范》的一、二、三、四、五等，本来是顺序的先后，并不表示数量的多少，也仅仅是简单的示意，并没有深入钻研的必要，但却有人偏偏从数字上作文章，蔓衍支离，牵强附会。譬如有人以雪花六角来证明六是水的成数，以蝎子腹部有八点，来解释蝎子能入肝止痉挛，就是典型例子。把五行套上数字，这是机械五行论的又一种表现形式。

（4）机械五行论的结果

"古代的辩证法，带着自发朴素的性质，根据当时的社会历史条件，还不可能有完整的理论，因而不能完全解释宇宙，后来就被形而上学所代替。"（《毛泽东选集》）。机械五行论者就是这样，他们不明白五行是最简单、最朴素的工具，只能用来说明极简单的问题，却想用以解释所有的问题和问题的所有方面，这就必然解释不通，因而也必然走入另一极端，把五行加以否定。譬如新安程芝田《医学心传》中的《颠倒五行解》就这样说："金能生水，水亦能生金，金燥肺痿，须滋肾以救肺是也。水能生木，木亦能生水，肾水枯槁，须清肝以滋肾是也。木能生火，火亦能生木，肝寒木腐，宜益火以暖肝是也。火能生土，土亦能生火，心虚火衰，宜补土以养心是也。土能生金，金亦能生土，脾气衰败，须益气以扶土是也。"又说："如金可克木，木亦可克金，肝木过旺则刑肺金也。木可克土，土亦可克木，脾土健旺则肝木自安也。土可克水，水亦可克土，肾水泛溢则脾土肿满也。水可克水，火亦可克水，相火煎熬则肾水销烁也。火可克金，金亦可克火，肺气充溢则心火下降也。"这就是对于五行生克的否定，也是机械五行论的必然结果。

6. 五行的存废问题

五行的存废问题，是当前中医界正在争论的一大问题。有人认为，以五行阐发中医学的理论，指导中医的临床，由来已久，如果废了，便无所适从，所以主张保留。也有人认为，五行已是落后的东西，囿于五行，便阻碍中医学的发展，因此主张废除。两种争论，相持不下，迄无结论。作者认为任何事物，其进入历史舞台和退出历史舞台都是其当时的历史条件和本身的作用所决定的，五行也必然如此。当中医学发展到五行还能说明问题的时候，和只有用五行才能说明问题的时候，五行就自然地应运而生，想废也废不了。但是任何事物，其历史使命，都有其局限性。中医学在继续发展，当发展到五行已不能说明问题的时候，或者发展到另有更好的说理工具，远胜于五行的时候，以及五行自身已经僵化的时候，五行就必然要退出。这就是五行存废的关键所在。如果撇开这些条件去空谈存废，必然是行不通的。

但是以上所说的这些条件，有的可能由于历史的不断发展而逐渐形成，也有的譬如更好的说理工具吧，可能通过人们的主观努力而创造出来。尤其是在现代，有科学的认识论和方法论，把日新月异的现代科学医疗技术，同丰富多彩的中医学遗产结合起来，通过实践，上升为更深刻、更正确、更完全的理论，取代五行学说，丰富医学的内容，为创造新医学作出贡献，不但是必要的，而且也是可能的。

要创造新理论，就要团结中西医。一方面要防止由于五行学说尚有部分指导临床的优点抱残守缺的保守主义，另一方面也要批判主张废医存药的民族虚无主义。因为这两者是中西医之间的最大洪沟，是创造新医学的最大阻力。不铲掉阻力，要想前进是不可能的。

年谱

1910 年 10 月生于山东省牟平县龙泉乡东汤村；

1916~1928 年在本乡读书；

1928~1936 年在本乡任小学教员；

1937 年考取烟台市中医资格证书；

1937~1954 年先后在本乡、烟台、大连等地挂牌行医；

1954~1958 年在威海市羊亭卫生所任中医师；

1959 年入山东省中医进修学校学习；同年调入山东中医学院；

1959~1989 年任山东中医学院伤寒教研室讲师、副教授、教授、首批研究生导师直至退休；

1978 年 1 月 ~1978 年 2 月 "伤寒解惑论"在《山东中医学院学报》发表；

1978 年 10 月 《伤寒解惑论》由山东科技出版社正式出版发行，此书在国内外引起巨大反响，确立了先生在当代伤寒学术界的地位；

1982 年 1 月 ～1982 年 4 月　与徐国仟先生合著的"伤寒百问"在《山东中医学院学报》以连载形式发表；

1981 年 1 月 ～1983 年 4 月　"胃肠病漫话"在《山东中医杂志》以连载形式发表；

1982 年 4 月　先生主编的《伤寒论语释》由山东科技出版社出版发行；

1985 年 11 月《伤寒百问》由山东科技出版社出版发行；

1990 年　《胃肠病漫话》更名《胃肠病的中医治疗》，由科技文献出版社重庆分社出版发行；

1996 年 7 月病逝。